# Vorbereitung auf den EMS und TMS

Übungen und Erklärungen zu allen Tests

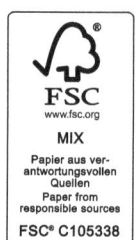

Herstellung und Verlag: BoD – Books on Demand, Norderstedt

ISBN: 978-3-7568-8637-1

# Vorwort

FACTUM Academy bietet eine hochwertige und umfassende Vorbereitung auf den Eignungstest für das Medizinstudium (EMS) in der Schweiz.

Das Team von FACTUM Academy ist multidisziplinär zusammengesetzt, vereint Know-how aus verschiedenen Fachrichtungen und kennt die Tücken und Hürden des EMS. Zusätzlich zum Training für die verschiedenen Tests, ist bekanntermassen auch der Umgang mit Stress, Druck und Prüfungsangst entscheidend für den Erfolg am Numerus Clausus. Lerncoaches sowie Psychologinnen und Psychologen arbeiten deshalb mit den Studentinnen und Studenten und unterstützen sie bei der mentalen Vorbereitung.

FACTUM Academy fokussiert aber nicht nur auf den EMS. Mit Science Events vernetzt sie Menschen aus der Welt der Naturwissenschaften. Neben Experten aus Medizin, Chemie und Bio-Chemie treffen Expertinnen und Experten aus Technologie, Bioinformatik oder künstlicher Intelligenz aufeinander. Die Events regen zum Austausch und zur Umsetzung von innovativen Projekten an.

Grossen Wert legt das Unternehmen zudem auf den humanitären Aspekt der Medizin. Denn es liegt in der Natur eines jeden Arztes und einer jeden Ärztin, Menschen zu helfen. Entsprechend ist Medizin mehr als eine Naturwissenschaft, sie ist eine menschliche Wissenschaft. Diese Werte lebt FACTUM Academy im Umgang mit ihren Studentinnen und Studenten sowie mit ihren Mitarbeitenden. Darüber hinaus unterstützt sie humanitäre Projekte in Nepal zur Förderung der Bildung und Gesundheit der Ärmsten in diesem Land.

Diese umfassende EMS-Vorbereitung, die Vernetzung der Welt der Naturwissenschaft und das Engagement machen FACTUM Academy einzigartig in der Schweiz. Und jeder, der will, kann Teil dieses Engagements werden.

 Erfahre mehr über FACTUM Academy und besuche unsere Website.

II

# Inhaltsverzeichnis

1.  Einleitung ................................................................ 11

2.  Muster zuordnen ................................................. 13

3.  Medizinisch-naturwissenschaftliches Grundverständnis ............ 21

4.  Schlauchfiguren .................................................... 36

5.  Quantitative und formale Probleme............................ 46

6.  Fakten und Figuren lernen...................................... 58

7.  Textverständnis .................................................... 71

8.  Diagramme und Tabellen....................................... 87

9.  Sorgfältiges und konzentriertes Arbeiten ................. 111

10. Schlusswort ...................................................... 116

# 1. Einleitung

Der Eignungstest für das Medizinstudium (EMS) ist ein Test, der deine Fähigkeit für ein erfolgreiches Medizinstudium messen soll. Der EMS ist kein Wissenstest, sondern ein kognitiver Test. Es wird nicht dein Wissen getestet, sondern deine Fähigkeit zum logischen Schlussfolgern, zum sprachlichen sowie zum numerischen und visuellen Denken geprüft. Deshalb steht nicht das klassische Lernen im Vordergrund, sondern das Training dieser Fähigkeiten.

Es war schon immer so, dass nur jene zum Medizinstudium zugelassen wurden, die am besten abgeschnitten haben am EMS. Logisch eigentlich. Nur: Die Anzahl Studienplätze hat sich in den letzten Jahren kaum erhöht. Die Anzahl der Anwärter auf ein Medizinstudium steigt hingegen stark an. Die Konkurrenz hat also enorm zu genommen. Damit du zu den besten gehörst, musst du einiges besser abschneiden als die Anwärter vor einigen Jahren. Was hilft ist eine intensive und effiziente Vorbereitung

Dieses Buch hilft dir dabei, dein Ziel zu erreichen.

### Wie ist der EMS aufgebaut?

Der EMS dauert rund 4 Stunden (die Testlänge wurde in den letzten Jahren immer wieder etwas angepasst) und besteht aus neun Teiltests. Diese sind: Muster zuordnen, Medizinisch-naturwissenschaftliches Grundverständnis, Schlauchfiguren, quantitative und formale Probleme, Fakten lernen, Figuren lernen, Textverständnis, Diagramme und Tabellen sowie konzentriertes und sorgfältiges Arbeiten. Bis auf den letzten Test setzen sich alle Tests aus Multiple Choice Aufgaben zusammen.

| Test | Anzahl Aufgaben | Maximale Punktzahl | Bearbeitungszeit |
|------|------|------|------|
| Muster zuordnen | 18 | 18 | 16 Min |
| Medizinisch-naturwissenschaftliches Grundverständnis | 18 | 18 | 45 Min |
| Schlauchfiguren | 18 | 18 | 10 Min |
| Quantitative und formale Probleme | 18 | 18 | 45 Min |
| Einprägephase | 18 | 18 | |
| Figuren lernen | | | 4 Min |
| Fakten lernen | | | 6 Min |
| Textverständnis | 18 | 18 | 45 Min |
| Reproduktionsphase | | | |
| Figuren lernen | | | 5 Min |
| Fakten lernen | | | 6 Min |
| Diagramme und Tabellen | 18 | 18 | 45 Min |
| Konzentriertes und sorgfältiges Arbeiten | 1600 Zeichen | 18 | 8 Min |

Quelle: Swissuniversities, Aufbau des EMS, online abgerufen am 20. August 2022

Jeder dieser Tests hat eine bestimmte Funktion am EMS. Teilweise ist es tatsächlich deren Aufgabe, dich aus dem Konzept zu bringen. Auf diese Funktionen der Tests werden wir in den jeweiligen Kapiteln eingehen.

## Wie hilft mir dieses Buch bei der Vorbereitung auf den EMS?

Wir haben das Buch nach den verschiedenen Tests des EMS gegliedert, jedes Kapitel umfasst einen Test. Ausnahmen sind «Fakten lernen» und «Figuren lernen». Wegen der Ähnlichkeit des Trainings und der Bearbeitungsstrategien sowie wegen der Tatsache, dass die Tests am EMS direkt nacheinander an der Reihe sind, haben wir diese Tests in einem Kapitel zusammengefasst. Die Bearbeitungsstrategien von «medizinisch-naturwissenschaftliches Grundverständnis» und «Textverständnis» sind ebenfalls ähnlich, wir haben die Tests dennoch in zwei Kapitel aufgeteilt.

In jedem Kapitel bzw. zu jedem Test erklären wir dir, wie er aufgebaut ist, zu welchem Zeitpunkt er während des EMS stattfindet und welchen Zeitrahmen du für die Bearbeitung der Aufgaben zur Verfügung hast.

Das Kernstück dieses Buches sind die Aufgaben, die wir dir für dein Training zusammengestellt haben und dem Niveau des EMS entsprechend sind. Wie schon erwähnt, geben wir dir vorab zu diesen Aufgaben Lösungs- und Bearbeitungsstrategien mit auf den Weg. Diese Strategien helfen dir, während des EMS so effizient wie möglich zu arbeiten. Selbstverständlich bekommst du am Ende des jeweiligen Kapitels die Lösungen zu den Aufgaben bereitgesellt.

## Kannst du mit Prüfungsstress umgehen?

Last but not Least: Der EMS gilt als aussergewöhnlich schwierig, insbesondere, weil er unter enormem Zeitdruck absolviert werden muss. Der Umgang mit diesem Druck ist deshalb essenziell für deinen Erfolg am EMS. In unseren Kursen geben wir dir das richtige Werkzeug zur Stressbewältigung an die Hand.

Wir wünschen dir viel Spass bei der Vorbereitung auf den EMS und natürlich viel Erfolg am Tag X.

## 2.    Muster zuordnen

Du kennst sicher noch das Spiel «finde die 10 Fehler» bei dem zwei eigentlich identische Bilder gezeigt werden – doch bei einem wurden 10 Dinge verändert. ES gilt diese 10 veränderten Dinge, oder eben diese 10 Fehler zu finden.

Ganz ähnlich ist der Untertest am «Muster zuordnen». Beim Untertest «Muster zuordnen» werden dir 18 Muster gezeigt und jeweils 5 dazugehörige Ausschnitte. Du musst nun herausfinden, welcher der Ausschnitte wirklich im Ausgangsmuster zu finden ist. In den anderen Ausschnitten sind Fehler versteckt.

«Muster zuordnen» ist für einige eine Kindheitserinnerung: «Finde den Fehler».

«Muster zuordnen» ist der erste Test am EMS. Für 18 Muster hast du 18 Minuten Zeit – also pro Muster 1 Minute. Du musst sehr schnell sein.

Bei diesem Untertest wird dein visuelles Gedächtnis geprüft. Wir geben dir in diesem Kapitel ein paar Tricks, wie du am besten dabei vorgehst. Doch bei diesem Test hilft vor allem eines: Üben, üben, üben.

### Welche Bearbeitungsstrategien gibt es?

Es gibt typische Fehler, die immer wieder auftauchen und die du direkt angehen kannst. Zum Beispiel:

- Ein Ausschnitt enthält hinzugefügte Strukturen
- Ein Objekt wurde verschoben
- Ein Kreis oder irgendeine andere Struktur wurde gefärbt – schwarz – oder verfärbt
- Eine Struktur wurde entfernt

Zudem kannst du gezielt an das Bild herangehen:

- Vielleicht stechen dir bestimmte Kontraste ins Auge
- Suche nach markanten Strukturen
- Viele Fehler befinden sich erfahrungsgemäss nicht in der Bildmitte, sondern an den Rändern
- Nimm einen Bleistift zur Hand und führe ihn durch das Bild, das führt dein Auge und du findest Fehler schneller.

Wichtig ist an dieser Stelle vielleicht noch: du hast fünf Bilder, nur eines ist richtig. Statt dass du aber gezielt nach dem richtigen suchst, schaue jedes Bild an, streiche die falschen ab und sobald du das richtige gefunden hast, übertrage die Lösung so rasch wie möglich in den Antwortbogen. Klar, so wirst du manchmal alle Bilder durchscannen müssen, manchmal aber auch nur eines – je nachdem, welches das richtige ist. Am Ende ist dieses Vorgehen unserer Erfahrung nach aber das effizienteste.

**Beispielaufgabe zu «Muster zuordnen»**

Das erste Bild ist das Originalbild. Danach werden fünf Ausschnitte dieses Bildes gezeigt, wobei nur einer getreu dem Original ist. Diesen einen Ausschnitt muss du finden.

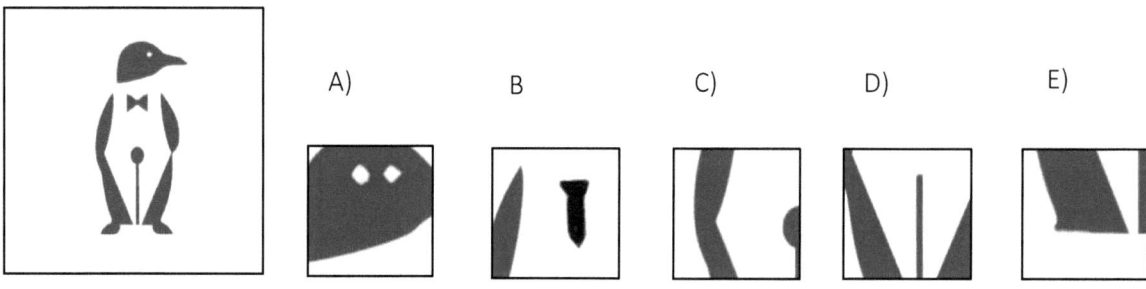

Der Pinguin von Factum Academy ist eine sehr schlichte Figur, die Fehler zu finden ist eigentlich einfach. Und dennoch muss man genau hinschauen. Der Pinguin hat auf keinen Fall zwei Augen, wie in Figur A gezeigt, auch trägt er keine Krawatte (Figur B), sondern eine Fliege. Figur C sieht korrekt aus. Bist du dir sicher, übertrage in diesem Fall die Antwort direkt in den Antwortbogen. Zur Verifizierung: Bei Figur D fehlt die Kugel und bei Figur E fehlt ein Fuss. Also heisst die Lösung ganz sicher C).

Aufgaben zu «Muster zuordnen»

### Aufgabe 1

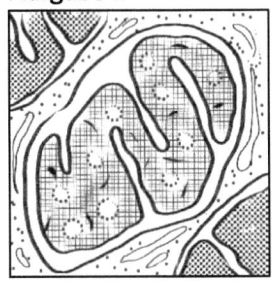

A) 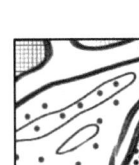  B 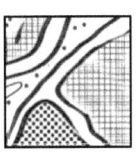  C) 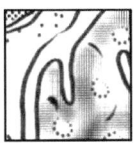  D) 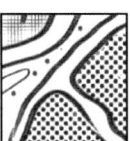  E)

### Aufgabe 2

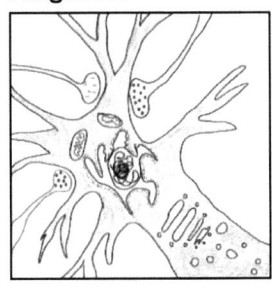

A) 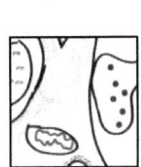  B) 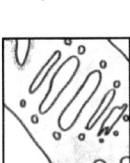  C) 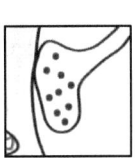  D) 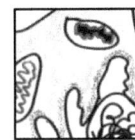  E)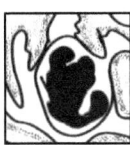

### Aufgabe 3

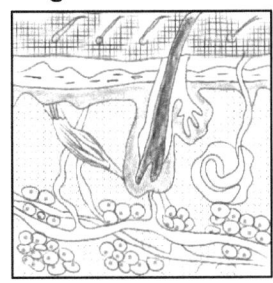

A) 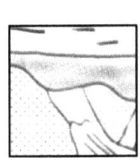  B) 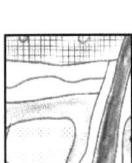  C) 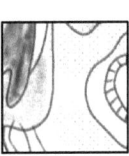  D) 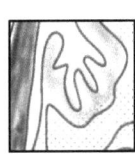  E)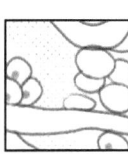

### Aufgabe 4

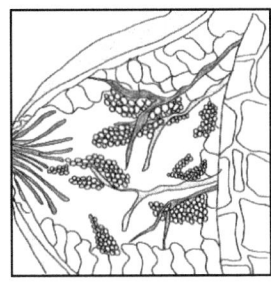

A) 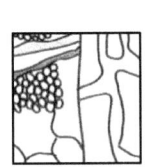  B) 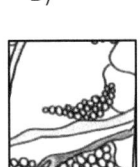  C) 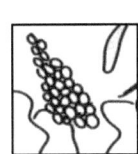  D) 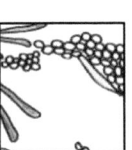  E)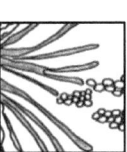

### Aufgabe 5

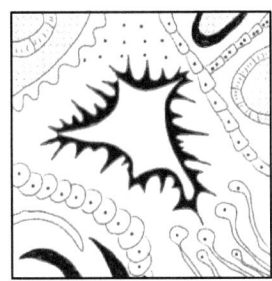

A) 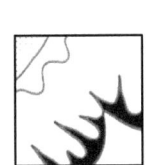  B) 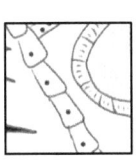  C) 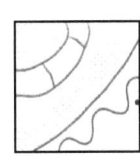  D) 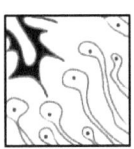  E)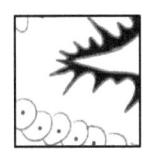

## Aufgabe 6

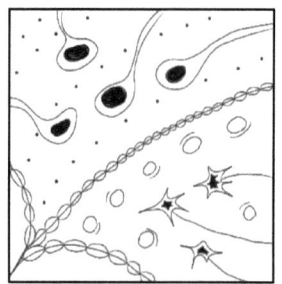

A)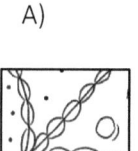
B)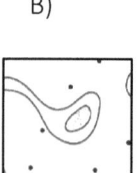
C)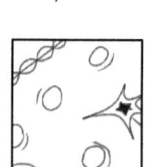
D)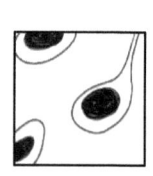
E)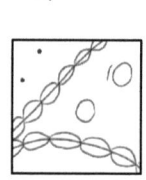

## Aufgabe 7

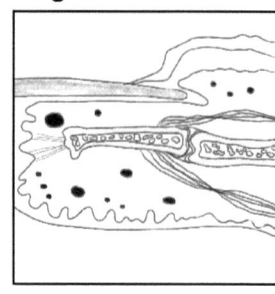

A)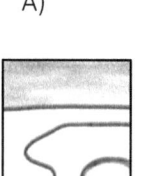
B)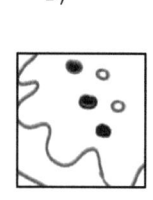
C)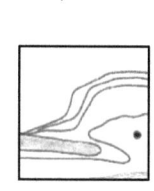
D)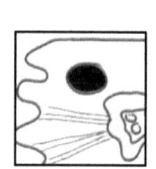
E)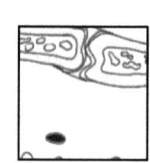

## Aufgabe 8

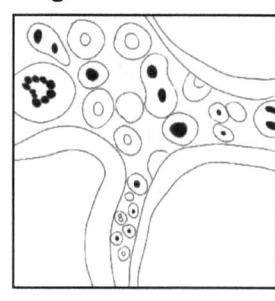

A)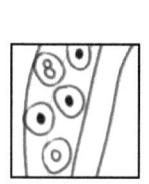
B)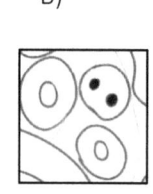
C)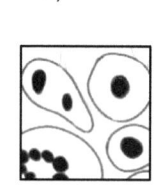
D)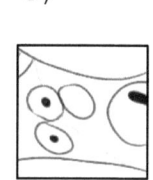
E)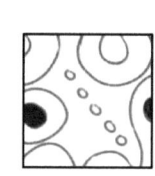

## Aufgabe 9

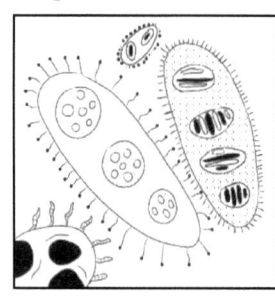

A)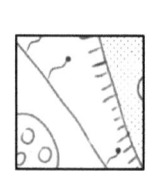
B)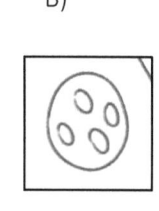
C)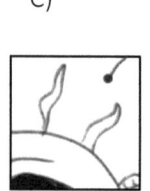
D)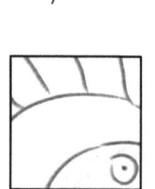
E)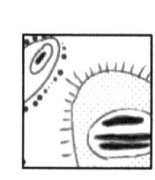

## Aufgabe 10

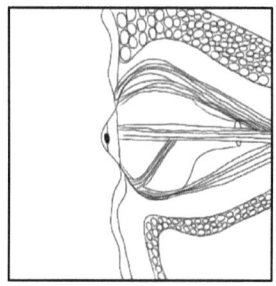

A)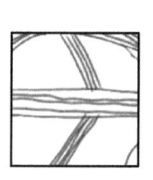
B)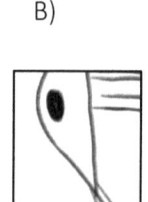
C)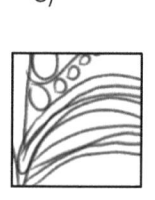
D)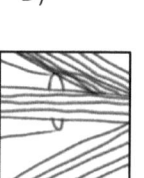
E)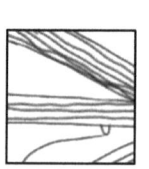

## Aufgabe 11

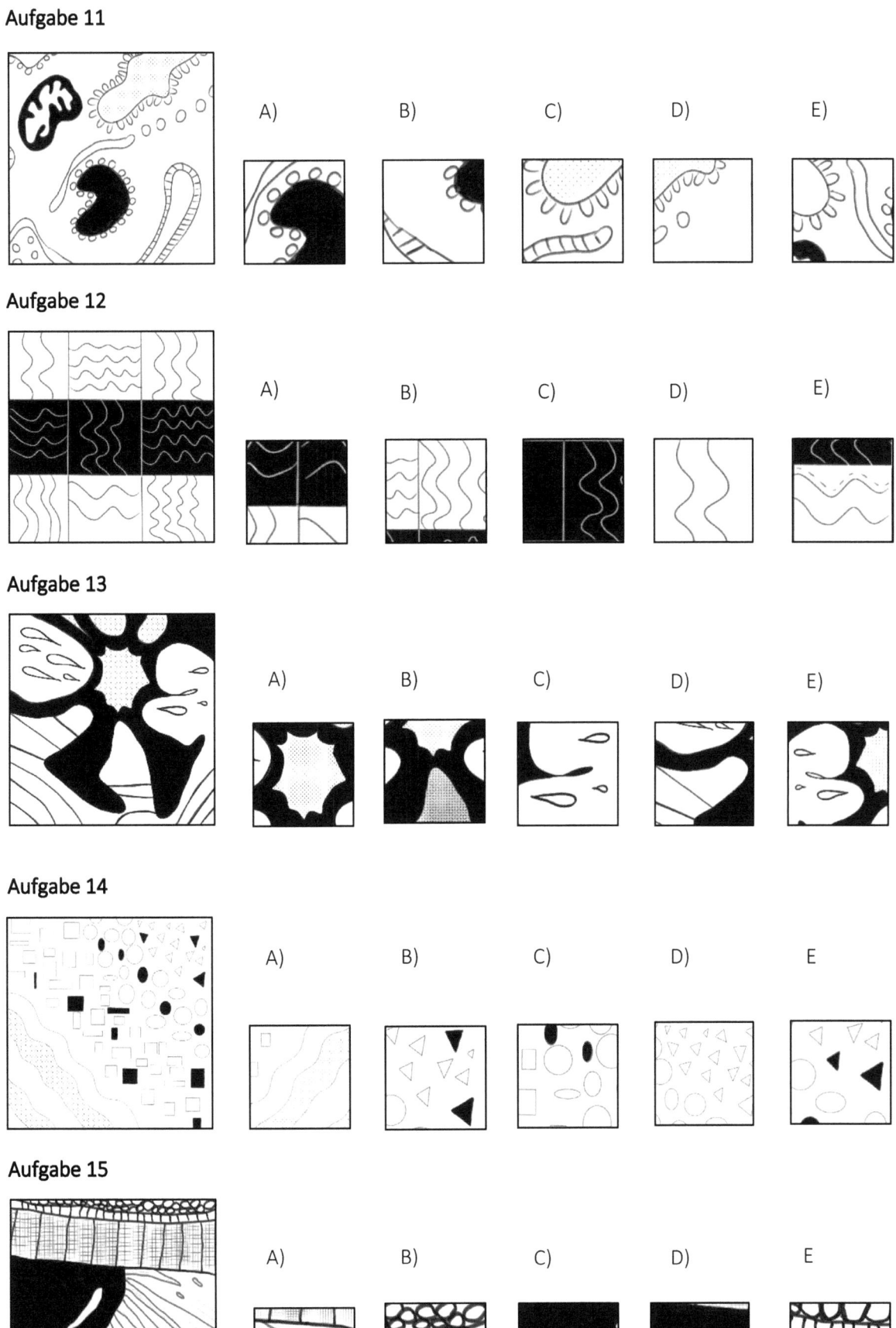

A)     B)     C)     D)     E)

## Aufgabe 12

A)     B)     C)     D)     E)

## Aufgabe 13

A)     B)     C)     D)     E)

## Aufgabe 14

A)     B)     C)     D)     E

## Aufgabe 15

A)     B)     C)     D)     E

## Aufgabe 16

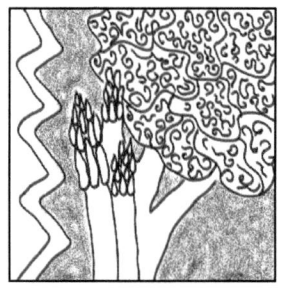

A)    B)    C)    D)    E

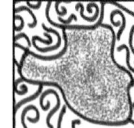 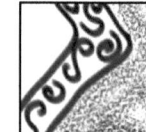 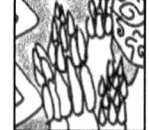 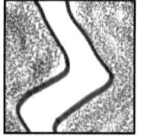 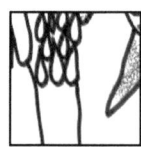

## Aufgabe 17

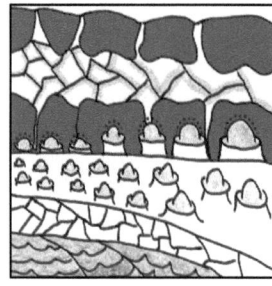

A)    B)   C)   D)   E)

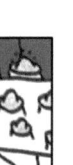 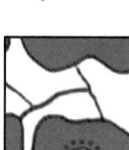 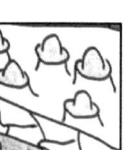  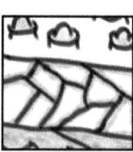

## Aufgabe 18

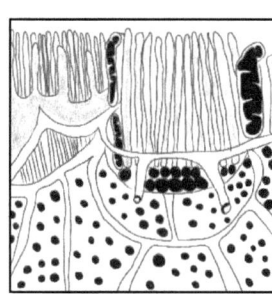

A)   B)   C)   D)   E)

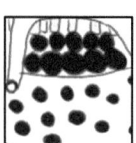 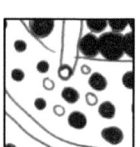 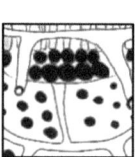 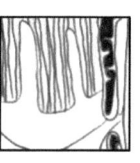 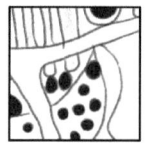

Lösungen zu «Muster zuordnen»

| | A | B | C | D | E |
|---|---|---|---|---|---|
| Aufgabe 1 | ☐ | ☐ | ☐ | ☐ | ■ |
| Aufgabe 2 | ■ | ☐ | ☐ | ☐ | ☐ |
| Aufgabe 3 | ☐ | ☐ | ☐ | ■ | ☐ |
| Aufgabe 4 | ☐ | ☐ | ■ | ☐ | ☐ |
| Aufgabe 5 | ☐ | ■ | ☐ | ☐ | ☐ |
| Aufgabe 6 | ☐ | ☐ | ■ | ☐ | ☐ |
| Aufgabe 7 | ☐ | ☐ | ☐ | ■ | ☐ |
| Aufgabe 8 | ■ | ☐ | ☐ | ☐ | ☐ |
| Aufgabe 9 | ☐ | ■ | ☐ | ☐ | ☐ |
| Aufgabe 10 | ☐ | ☐ | ☐ | ■ | ☐ |
| Aufgabe 11 | ■ | ☐ | ☐ | ☐ | ☐ |
| Aufgabe 12 | ☐ | ☐ | ☐ | ■ | ☐ |
| Aufgabe 13 | ■ | ☐ | ☐ | ☐ | ☐ |
| Aufgabe 14 | ☐ | ■ | ☐ | ☐ | ☐ |
| Aufgabe 15 | ☐ | ☐ | ☐ | ■ | ☐ |
| Aufgabe 16 | ☐ | ☐ | ☐ | ☐ | ■ |
| Aufgabe 17 | ■ | ☐ | ☐ | ☐ | ☐ |
| Aufgabe 18 | ☐ | ☐ | ■ | ☐ | ☐ |

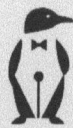 **Zu guter Letzt ein paar wichtige Tipps**

*Wie oft soll ich «Muster zuordnen» üben?*

Es lohnt sich, frühzeitig mit dem Üben für den Untertest «Muster zuordnen» zu trainieren. Je öfter du trainierst, umso besser wirst du, weil du dein visuelles Gedächtnis trainierst. Wichtig ist natürlich auch die Regelmässigkeit, also zwei bis drei Mal pro Woche ca. 30 bis 45 Minuten.

*Verlier dich nicht in den Mustern*

Geh jedes einzelne Bild separat durch, nimm einen Stift zur Hilfe, der dein Auge führt. Hast du das korrekte Bild gefunden, übertrag das Ergebnis rasch in den Antwortbogen und geh zur nächsten Aufgabe.

# 3.    Medizinisch-naturwissenschaftliches Grundverständnis

Bereits bei der Aufnahmeprüfung ins Medizinstudium musst du beweisen, dass du medizinisch-naturwissenschaftliches Grundverständnis hast. Vor diesem Untertest graut es vielen. Mit «medizinisch-naturwissenschaftlichen Grundverständnis» wird deine Fähigkeit geprüft, komplexe Informationen aus einem anspruchsvoll gestalteten Text zu verstehen und wieder zugeben. Theoretisch ist kein Vorwissen notwendig, obwohl es dir selbstverständlich hilft. Doch du kannst auch ohne grosses Vorwissen erfolgreich sein, wenn du effizient an die Aufgaben herangehst.

*Dieser Test prüft, ob du komplexe Informationen verstehen und wiedergeben kannst.*

Wir zeigen dir an dieser Stelle, wie du dich gut vorbereiten kannst und mit effizienten Bearbeitungsstrategien diesen Untertest meisterst, auch ohne, dass du viele Vorkenntnisse in naturwissenschaftlichen Themen hast.

Der Untertest «medizinisch-naturwissenschaftliches Grundverständnis» besteht aus 18 Aufgaben bzw. 18 Texten, zu denen du jeweils Fragen beantworten musst. Du hast 45 Minuten Zeit, diesen Test zu bearbeiten. Pro Text stehen dir also 2,5 Minuten zur Verfügung.

## Was gibt es für verschiedene Aufgabenformen?

Die Aufgaben im «Medizinisch-naturwissenschaftlichen Grundverständnis» sind alle in der gleichen Form aufgebaut: Zuerst kommt ein kurzer Text zu einem bestimmten medizinischen oder eben naturwissenschaftlichen Thema. Nach jedem Text folgt eine Frage zu dessen Inhalt, die du in Form von Multiple-Choice beantworten sollst.

Die Texte sind kurz, aber komplex. Deshalb ist es sinnvoll, wenn du organisiert an die Bearbeitung dieses Tests herangehst.

## Welche Bearbeitungsstrategien gibt es?

Im Kern ist es das Ziel, dass du den Text liest und verstehst, so dass du die Fragen im Anschluss beantworten kannst. Grundsätzlich unterscheidet sich die Herangehensweise beim «medizinisch-naturwissenschaftlichen Grundverständnis» nicht von jenem bei «Textverständnis».

Allerdings sind die Texte in diesem Untertest oft kurz, das heisst, du musst in nicht zwingend strukturieren. Aber du kannst ihn mit Farben und Unterstreichen sortieren: Fachbegriffe kennzeichnen, Zusammenhänge in derselben Farbe markieren, Skizzen von Prozessen zeichnen etc. Eine detaillierte Ausführung von diesen Herangehensweisen, aber auch von wirkungsvollen Bearbeitungsstrategien findest du im Kapitel 7, Textverständnis.

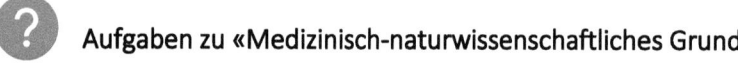 **Aufgaben zu «Medizinisch-naturwissenschaftliches Grundverständnis»**

## Aufgabe 1

Bei der Befruchtung werden zwei haploide Chromosomensätze zu einem diploiden zusammengelegt. Wenn ein Lebewesen mit diploiden Zellen Gameten bildet – also zur geschlechtlichen Fortpflanzung dienende Zellen –, muss der diploide Chromosomensatz halbiert werden. Dies geschieht durch die Meiose, die auch Reduktionsteilung genannt wird. Bei der Meiose wird ein diploider Kern in zwei Teilungsschritten in vier haploide geteilt. Die einzelnen Phasen der Meiose verlaufen ähnlich wie bei der Mitose, der ebenfalls während der Zellteilung stattfindenden Zellkernteilung, und werden auch gleich benannt. Sowohl bei der Mitose als auch bei der Meiose besteht jedes Chromosom vor der Teilung aus zwei Chromatiden.

Welche der folgenden Aussagen trifft zu?

- A) Haploide Kerne müssen für die geschlechtliche Fortpflanzung geteilt werden.
- B) Die Meiose und die Mitose sind beides Vorgänge der Zellteilung.
- C) Gameten entstehen durch die Reduktionsteilung Meiose.
- D) Jedes Chromatid besteht aus zwei Chromosomen.
- E) Die Phasen der Meiose verlaufen gleich wie die Phasen der Mitose.

## Aufgabe 2

Blepharospasmus bezeichnet eine nicht beeinflussbare, kräftige Verkrampfung der Augenlieder. Diese nicht kontrollierbare Kontraktion betrifft hauptsächlich den Musculus orbicularis oculi, also den Augenringmuskel, und teils auch andere Muskeln in Augennähe. Es gibt zwei Formen des Blepharospasmus. Den idiopathischen Blepharospasmus sowie den reflektorischen Blepharospasmus. Die Ursache des idiopathischen Blepharospasmus ist bisher unklar, man geht jedoch davon aus, dass er durch eine Fehlfunktion der Basalganglien im Gehirn entsteht, möglicherweise durch ein Ungleichgewicht des Neurotransmitters Dopamin. Der idiopathische Blepharospasmus tritt häufig im Rahmen fokaler Dystonien auf. Der reflektorische Blepharospasmus hat seine Ursache in Schutzreflexen des Auges nach Verletzungen, wie beispielsweise Verätzungen. Er kann aber auch durch Erkrankungen wie Trichiasis, also nach innen wachsende Augenwimpern, Hornhautfremdkörper, Keratoconjunctivits sicca oder neurologische Erkrankungen wie Parkinson entstehen. Die Behandlung von Blepharospasmus besteht in der Injektion von Botulinumtoxin Typ A in die Lidmuskeln und muss in den meisten Fällen wiederholt werden. Gelegentlich können Anxiolytika wirksam sein. Eine chirurgische Durchtrennung der periorbitalen Muskeln ist ebenfalls effektiv, sollte aber wegen potenzieller Komplikationen erst in Erwägung gezogen werden, wenn die Botulinumtoxin-Therapie uneffektiv bleibt.

Welche der folgenden Aussagen lässt sich aus dem Text ableiten:

A) Die Ursache von Blepharospasmus ist unbekannt.
B) Die Behandlung des idiopathischen Blepharospasmus mit Botulinumtoxin Typ A kann zu Komplikationen führen.
C) Eine Fehlfunktion der Basalganglien im Gehirn ist immer die Ursache des idiopathischen Blepharospasmus.
D) Blepharospasmus führt zur Erblindung.
E) Blepharospasmus betrifft hauptsächlich den Musculus orbicularis oculi und kann mit Botulinumtoxin behandelt werden.

## Aufgabe 3

Gemäss Definition liegt eine Störung der Geschlechtsentwicklung vor, wenn chromosomales, gonadales oder phänotypisches Geschlecht nicht übereinstimmen. Wurden früher Begriffe wie Intersex, Pseudohermaphroditismus und Hermaphroditismus verwendet, hat man sich mittlerweile auf den Begriff Disorders of sex development, DSD geeinigt.

Eine solche DSD ist die 46,XY Gonadendysgenesie (46,XY-CGD) mit Anomalien der Gonadenentwicklung, die zu weiblichen externen und internen Genitalien führen, trotz 46,XY-Karyotyp führen. 46,XY-DSD beinhaltet Störungen der testikulären Entwicklung, Störungen der Androgensynthese oder -wirkung, Störungen der Synthese oder Wirkung des Anti-Müller'schen Hormons (AMH), schwere Hypospadie und kloakale Ekstrophie.

Die Patienten werden während der Adoleszenz auffällig mit primärer Amenorrhö und fehlender Brustentwicklung, trotz ansonsten normaler weiblicher äusserer Genitalien und trotz normaler Adrenarche. Die Patienten haben vollständig unentwickelte Stranggonaden, also nicht-funktionsfähige, bindegewebig degenerierte Ovarien sowie ein erhöhtes Risiko für abdominelle Tumoren, die in einigen Fällen das erste Symptom darstellen. Die Körpergröße ist normal oder übernormal.

Zur Diagnose führen die klinischen Befunde zusammen mit den Ergebnissen der Chromosomenanalyse, der endokrinologischen Untersuchung, der molekulargenetischen Analysen, sowie manchmal die Ergebnisse der chirurgischen Untersuchung mit Biopsie und Entfernung der Stranggonaden.

Was trifft auf die Gonadendysgenesies zu?

A) Personen, die von Gonadendysgenesie 46, XY betroffen sind fallen nach der Adoleszenz wegen primärer Amenorrhö auf.
B) Gonadendysgenesie ist heilbar.
C) Synthese und Wirkung des AMH sind gestört.
D) Patienten mit Gonadendygenesie weisen vollständig unentwickelte Stranggonaden, also funktionsfähige Ovarien auf.
E) Personen mit Gonadendysgenesie sind grösser als normal.

## Aufgabe 4

Pregnenolon ist ein Ausgangsstoff für Steroidhormone und wird zum Grossteil in den Nebennieren, aber auch im Gehirn, in der Leber, der Haut, den Hoden, den Eierstöcken und in der Netzhaut der Augen gebildet wird. Es entsteht aus Cholesterin. Der Prozess der Umwandlung von Cholesterin in Pregnenolon findet in den Zellkompartimenten der Mitochondrien statt. Im Gehirn wird Pregnenolon in Steroidhormone mit neuroprotektiver und aktivierender Wirkung umgewandelt: So zum Beispiel in Pregnenolonsulfat, ein exzitatorisches Neurosteroid, sowie Allopregnanolon, das als Medikament als Brexanolon bezeichnet wird und zur Behandlung von Wochenbettdepressionen verabreicht wird, und 7α-Hydroxypregnenolon. Sie spielen unter anderem eine wichtige Rolle bei der Übertragung von Nervensignalen und schützen die Nervenzellen, indem sie deren Myelinscheiden verbessern. In Tierversuchen mit Mäusen und Ratten blockiert Pregnenolon die Aktivierung des Cannabinoid-Rezeptors Typ 1 (CB1), der unter anderem durch Δ9-Tetrahydrocannabinol (THC), den psychoaktiven Hauptbestandteil von Hanf, aktiviert wird. Pregnenolon könnte als Antagonist wirken.

Welche Aussage lässt sich aus dem Text ableiten?

A) Pregnenolonsulfat ist ein Steroidhormon, das neuroprotektiv wirkt, in dem es die Myelinscheiden verbessert.
B) Pregnenolon stärkt die Aktivierung des Cannabinoid-Rezeptors Typ 1 (SB1)
C) Pregnenolon wird nur in den Nebennieren und im Gehirn gebildet.
D) Als exzitatorisches Neurosteroid wirkt Pregnenolonsulfat beruhigend.
E) Cholesterin wird unter anderem in den Nebennieren, den Hoden, den Eierstöcken und der Haut gebildet.

## Aufgabe 5

Die hypochrome makrozytäre Anämie zeigt neben den typischen Anzeichen einer Anämie, also neben der Verminderung der Hämoglobinkonzentration und des Hämatokrits, auch einen erhöhten mittleren korpuskulären Hämoglobininhalt (MCH) sowie ein erhöhtes mittleres korpuskuläres Volumen (MCV). Die Erythrozyten fallen im Blutbild durch eine intensive Färbung (hyperchrom) auf und sind deutlich vergrössert (makrozytär). Hyperchrome makrozytäre Anämie kann durch Mangel an Folsäure und Vitamin B12 entstehen sowie durch einen alkoholschaden im Knochenmark oder durch eine Tumorerkrankung.

Welche der folgenden Aussagen lassen sich über die hyperchrome Anämie ableiten?

A) Bei einer hyperchromen makrozytären Anämie werden weniger Erythrozyten gebildet.
B) Eine hyperchrome makrozytäre Anämie ist eine Anämie, die durch Mangel an Vitamin B12 und Folsäure entsteht.
C) Ein erhöhte mittleres korpuskuläres Volumen ist kein Anzeichen einer hyperchromen makrozytären Anämie.
D) Erythrozyten sind leicht verfärbt und leicht vergrössert bei einer hyperchormen Anämie.
E) Das Hämatokrit ist bei einer Anämie erhöht.

## Aufgabe 6

Der Rhesusfaktor besitzt in der Transfusionsmedizin sowie in der Geburtshilfe eine grosse Bedeutung. Eine Rhesusinkompatibilität zwischen Mutter und Kind kann zur Hämolyse kindlicher Erythrozyten führen (Morbus haemolytich neonatroum). Der Rhesusfaktor ist ein Protein auf der Zellmembran von Erythrozyten. Je nachdem, ob der Rhesusfaktor vorhanden ist oder nicht, unterscheidet man zwischen Rhesus positiv und Rhesus negativ. Rhesus negativ bedeutet, die Person besitzt das Rhesusfaktor-D-Antigen. Diese Eigenschaft wird als «Rh(D)+», «Rh+» oder einfach «Rh» abgekürzt. Der entsprechende Genotyp ist «DD», «Dd» oder "dD", oft einfach als «D» bezeichnet. Personen, die Rhesus-neagtiv sind, denen fehlt das Rhesusfaktor-D-Antigen. Dies wird abgekürzt als «Rh(D)-», «Rh-» oder «rh», der Genotyp ist «dd». D ist dominant vererbt. Da die Rhesusinkompatibiltät bei Mutter und Kind zu einem Hydrops fetalis mit Todesfolge führen kann, muss bei Rhesus-negativen Müttern eine Anti-D-Prophylaxe durchgeführt werden. Die prophylaktische Injektion von Anti-D-Immunglobulin verhindert die durch Übertragung kindlicher rhesuspositiver Erythrozyten auf die Mutter induzierte maternale Bildung von Rhesus-Antikörper (IgG) sowie die Rhesus-Sensibilisierung.

Welche der folgenden Aussagen lassen sich aus dem Text ableiten?

A) Dank Anti-D-Prophylaxe sind Bluttransfusionen von Rhesus-negativen auf Rhesus-positive Personen möglich.

B) Eine werdende Mutter mit dem Genotyp "Dd" sollte sich einer Anti-D-Prophylaxe unterziehen.

C) Nach einer Rhesus-Sensibilisierung ist eine Bluttransfusion von Rhesus-negativen auf Rhesus-positive Personen kein Problem mehr.

D) Ein Kind von einem Rhesus-negativen Vater und einer Rhesus-positiven Mutter ist immer Rhesus-positiv.

E) Die Rhesusinkompatibilität zwischen Mutter und Kind kann für zur Hämolyse und sogar zum Tod des Kindes führen.

## Aufgabe 7

Adenosintriphosphat, kurz ATP, ist ein Nukleotid, das ein wichtiger Energieträger in Zellen ist. Es besteht aus Adenin (C5 H5N5), Ribose ($C_5 H_{10} O_5$) und Phosphorsäureresteionen ($PO_4^{3-}$) und wird bei der Zellatmung im Rahmen der Atemkette in den Mitochondrien produziert. Bei der Zellatmung werden Glukose und Sauerstoff in Kohlenstoffdioxid und Wasser umgewandelt werden, wobei ATP Moleküle entstehen. ATP ist und unter anderem notwendig für Muskelkontraktionen sowie für Stofftransporte. ATP kommt in allen Zellen eines Lebewesens vor und setzt Energie im Rahmen der Hydrolyse frei. Bei der Hydrolyse lagern sich Wassermoleküle an ATP an und spalten ein Phosphorsäurerestion ab. Dieses bindet ein Wasserstoffproton. Dadurch entsteht schliesslich Adenosindiphosphat (ADP) und ein Hydrogenphosphation ($HPO_4^{2-}$). Diese Abgabe des Hydrogenphosphations ist eine exotherme Reaktion, sie setzt also Energie frei. Der Körper kann jedoch nicht so viel ATP produzieren, wie er braucht. Er kann es aber regenerieren, und zwar durch die Reaktion von ADP mit Phosphor. Die Hydrolyse ist also eine umkehrbare Reaktion. Die umgekehrte Reaktion nennt sich Synthese. Die Synthese ist eine endotherme Reaktion, für die wiederum Energie zugeführt werden muss. Diese wird von exothermen Reaktionen im Katabolismus erzeugt.

Welche Aussagen lassen sich aus dem Text NICHT ableiten?

A) Adenosintriphosphat ist zuständig für Muskelkontraktionen und wird vom Körper in ausreichender Menge zur Verfügung gestellt.
B) Die Hydrolyse ist eine exotherme Reaktion, bei der aus ATP ADP entsteht.
C) ATP entsteht durch die Umwandlung von Glukose und Sauerstoff in Kohlenstoffdioxid und Wasser.
D) Ribose ist ein Bestandteil von ATP.
E) Exotherme Reaktionen im Katabolismus sorgen dafür, dass aus ADP wieder ATP entsteht.

## Aufgabe 8

Endokarditiden entstehen durch ein multifaktorielles Geschehen. Endokarditiden, also Entzündungen der Herzinnenhaut, lassen sich nach verschiedenen Kriterien klassifizieren. Die gängigste Klassifikation erfolgt nach der Ätiologie. Sie unterscheidet grob zwischen der abakteriellen Endokarditis und der infektiösen Endokarditis, wobei bei beiden Klassifizierungen weiter Formen unterschieden werden. Die Endokarditis rheumatica (verrucosa) ist eine abakterielle Endokarditis und tritt als Folge einer Infektion mit beta-hämolysierenden A-Streptokokken auf. Durch eine Antigen-Antikörper-Reaktion kommt es zuerst zu einer Aufquellung der Herzklappe (Ednocarditis serosa). Des Weiteren bilden sich kleine, rötliche und warzenähnliche Auflagerungen, die aus Fibrin und Thrombozyten bestehen. Diese sind vor allem an den Schlussrändern der Mitral - oder Aortenklappe aufzufinden.

Welche der folgenden Aussagen trifft auf die Endokarditis zu?

I. Endokarditis ist eine Entzündung der Herzinnenhaut infolge einer bakteriellen Infektion.
II. Bei der Endocarditis verrucosa treten an den Schlussrändern der Mitralklappe warzenähnliche Auflagerungen auf.
III. Eine Infektion mit A-Streptokokken geht einer abakteriellen Endokarditis verrucosa voraus.

A) Nur Aussage I ist richtig.
B) Die Aussagen I und II sind richtig.
C) Alle drei Aussagen sind richtig.
D) Die Aussagen II und III sind richtig.
E) Keine der Aussagen ist richtig.

## Aufgabe 9

Die Familie der Kollagene ist eine heterogene Gruppe von Proteinen, die etwa einen Viertel der Gesamtproteinmenge im menschlichen Organismus ausmachen. Kollagen ist der wichtigste Faserbestandteil von Haut, Knochen, Sehnen, Knorpel, Blutgefässen und Zähnen. So sind beispielsweise die Reissfestigkeit von Bändern und Sehnen, die Flexibilität von Knochen oder die Druckresistenz der Gelenkknorpel zum grossen Teil durch das im Gewebe vorherrschende Kollagen bedingt. Bisher konnten 25 Kollagen polypeptide beschrieben werden, die über 28 unterschiedliche Kollagentypen in der extrazellulären Matrix aufbauen. Störungen der Biosynthese von Kollagen führen zur Osteogenesis Imperfecta (OI), im Volksmund auch Glasknochenkrankheit genannt. Die OI ist eine seltene Erbkrankheit. Bei 95 Prozent der Fälle von OI sind Gene betroffen, die zur Synthese des Kollagen Typ I wichtig sind (COL1A1 und COL1A2). Kommt es zu einem Verlust eines COL1A1-Allels, ist nur eine verminderte Synthese von Kollagen Typ I möglich. Da in diesem Fall das Kollagen jedoch intakt ist, ist die Ausprägung der Krankheit mild. Kommt es jedoch zu Mutationen im COL1A1-Gen oder im COL1A2-Gen, wird überwiegend defektes Kollagen vom Typ I hergestellt. Meist geschieht dies durch Substitution der Aminosäure Glycin in der Tripelhelix des Kollagens durch eine andere Aminosäure. Zudem ist oft die Verdrillung der Kollagen-Tripelhelix gestört, was zu einer verminderten Stabilität führt. Durch diesen dominant negativen Effekt kommt es zu einer schweren Ausprägung der Erkrankung.

Welche der folgenden Aussagen lassen sich aus dem Text ableiten?

I. Kollagen macht etwa einen Viertel der Proteine im menschlichen Körper aus und ist unter anderem verantwortlich für die Reissfestigkeit von Bändern und Sehnen.

II. Wer an der Glasknochenkrankheit leidet kann diese durch Einnahm von Kollagen behandeln, wodurch die gestörte Verdrillung der Kollagen-Tripelhelix normalisiert werden kann.

III. Osteogenesis imperfecta kommt durch einen Fehler in der Synthese von Kollagen zustande.

A) Nur Aussage I lässt sich aus dem Text ableiten.
B) Nur Aussage II lässt sich aus dem Text ableiten.
C) Die Aussagen I und III lassen sich aus dem Text ableiten.
D) Die Aussagen II und III lassen sich aus dem Text ableiten.
E) Die Aussagen I, II und III lassen sich aus dem Text ableiten.

## Aufgabe 10

Der diploide Chromosomensatz menschlicher Körperzellen besteht aus 44 Autosomen und zwei geschlechtsspezifischen Gonosomen, also den Geschlechtschromosomen. Weibliche Personen besitzen zwei X-Chromosome, männliche Personen ein X- und ein Y-Chromosom. Bei den weiblichen Zellen ist jedoch auch nur ein X-Chromosom aktiv. Das andere X-Chromosom wird 12 bis 16 Tage nach der Befruchtung inaktiviert und wird nach seinem Entdecker, Murray Llewellyn Barr, das Barr-Körperchen genannt. Die Inaktivierung geschieht in allen bis dahin gebildeten Zellen des weiblichen Embryos. Sie trifft in jeder Zelle zufällig ein X-Chromosom. In der Hälfte der Zellen ist also das mütterliche X aktiv, in der anderen Hälfte das väterliche X. Die X-Chromosomen werden endgültig inaktiviert, das heisst, auch in den folgenden Mitosen bleibt sie bestehen.

Was lässt sich über Chromosomen von weiblichen Personen sagen?

A) 12 bis 16 Tage nach der Befruchtung werden X-Chromosomen in allen Embryos inaktiviert.
B) Das Barr-Körperchen gibt es nur in der weiblichen Zelle.
C) Durch die Mitose wird das Barr-Körperchen wieder aktiviert.
D) In den Zellen einer weiblichen Person ist nur das mütterliche X-Chromosom aktiv.
E) Der diploide Chromosomensatz menschlicher Körperzellen besteht aus zwei Autosomen.

## Aufgabe 11

Das Antidiuretische Hormon, auch Aiduretin oder Vasopressin genannt, ist ein Peptidhormon, das von den Nervenzellen des Hypothalamus im Gehirn gebildet, im Hinterlappen der Hypophyse gespeichert und von dort ins Blut freigesetzt wird. Das Antidiuretische Hormon, kurz ADH, dient der Wasserregulation und damit dem osmotischen Gleichgewicht im Körper, in dem es vor allem auf die Nieren einwirkt. Steigt der osmotische Druck im Blut, weil zu wenig Wasser vorhanden ist, bindet das ADH an die V2-Rezeptoren an den Nierenzellen an. Dies bewirkt, dass über bestimmte zelluläre Wasserkanäle mehr Wasser aus dem Primärharn zurück ins Blut transportiert wird. Die Ausschüttung des Antidiuretischen Hormons wird durch Alkohol, Nikotin und Koffein beeinflusst. Alkohol beispielsweise hemmt die Abgabe von ADH ins Blut und führt zu Wasserverlusten. Der Ausfall der ADH-Produktion führt zu Diabetes insipidus. Die Erkrankung ist durch eine extrem hohe Harnausscheidung von 5 bis 25 Litern pro Tag und ein dadurch entstehendes Durstgefühl charakterisiert. Kann der Wassermangel durch vermehrtes Trinken nicht ausgeglichen werden, führt es zur Dehydrierung. Diabetes insipidus wird durch die orale oder nasale Verabreichung von Desmopressin (Vasopressin-Analogon) behandelt Desmopressin stimuliert die Wasserdurchlässigkeit der Nierentubuluswände, wodurch das Wasser aus den Nierentubuli wieder zurück in den Körper rückresorbiert wird, was zur Urinkonzentration und zur Reduktion der Urinmenge führt.

Welche der folgenden Aussagen über Diabetes insipidus lassen sich aus dem Text ableiten?

I. Diabetes insipidus entsteht durch einen Mangel an Vasopressin und führt zu Dehydrierung.

II. Durch die Einnahme von Desmopressin wird die Urinkonzentration gesteigert, während die Urinmenge gesenkt wird.

III. Extrem hohe Harnausscheidungen werden durch die vermehrte Produktion von Vasopressin bzw ADH im Hypothalamus verursacht.

A) Die Aussagen I und II lassen sich ableiten.
B) Die Aussagen I und III lassen sich ableiten.
C) Nur Aussage III lässt sich ableiten.
D) Die Aussagen I, II und III lassen sich ableiten.
E) Keine der Aussagen lässt sich ableiten.

## Aufgabe 12

Escitalopram ist ein Arzneistoff aus der Gruppe der selektiven Serotonin-Wiederaufnahmehemmer (SSRI). Er wird in der Behandlung von Depressionen, Panikstörungen, sozialen Phobien, generalisierten Angststörungen und Zwangsstörungen verwendet. SSRI und entsprechend auch Escitalopram blockieren Serotonin-Transportproteine im zentralen Nervensystem, die für die Wiederaufnahme des Serotonins in die Präsynapse verantwortlich sind. Dadurch steigt die Serotoninkonzentration im synaptischen Spalt und die serotonerge Signalübertragung im zentralen Nervensystem verbessert sich. Falls eine Serotonin-Mangel für eine Depression verantwortlich ist, kann also die Behandlung mit SSRI dem Serotoninmangel entgegenwirken.

Welche der folgenden Aussagen lassen sich aus dem Text ableiten?

I. SSRI verhindern, dass Serotonin aus der Präsynapse wieder aufgenommen wird.

II. Escitalopram wirkt einem Serotoninmangel entgegen und kann deshalb zur Behandlung von Depressionen eingesetzt werden.

III. Dadurch, dass SSRI die Wiederaufnahme von Serotonin in die Präsynapse hemmen, steigt die Konzentration von Serotonin im synaptischen Spalt, wodurch sich wiederum die serotonerge Signalübertragung verbessert.

A) Nur Aussage I lässt sich ableiten.
B) Nur Aussage II lässt sich ableiten.
C) Die Aussagen I und II lassen sich ableiten.
D) Nur Aussage III lässt sich ableiten.
E) Die Aussagen I, II und III lassen sich ableiten.

## Aufgabe 13

Morbus Bechterew, weltweit ausserhalb des deutschen Sprachgebrauchs, vor allem Spondylitis ankylosans genannt, ist eine chronische entzündliche Erkrankung der gesamten Wirbelsäule und der Kreuzdarmbeingelenke. Die Erkrankung hat einen schubweisen Verlauf. Während in der Frühphase vor allem Schmerzen als Symptome im Vordergrund stehen (Patienten klagen insbesondere über nächtliche Rückenschmerzen), verringert sich im weiteren Verlauf die Beweglichkeit der Wirbelsäule. Es kommt zur Ausbildung einer verstärkten thorakalen Kyphose, was zu dem Erscheinungsbild des Buckels führt. Zu Beginn wird die Spondylitis ankylosans medikamentös mit nichtsteroidalen Antiphlogistika und Biologika (TNF-Hemmer) behandelt. Letztere beeinflussen die Schmerzen, die Beweglichkeit und vermindern eine Versteifung. Des Weiteren sind physiotherapeutische Behandlungen angebracht, um die Beweglichkeit möglichst lange zu halten. Wenn die Wirbelsäule in kyphotischer Stellung versteift ist, haben die Patienten Schwierigkeiten aufrecht zu stehen und horizontal zu blicken. Dies verursacht nicht nur chronische Schmerzen, sondern auch starke Einschränkung der Lebensqualität. Solch eine Situation kann mit einer Aufrichtungsosteotomie verbessert werden.

Welche der folgenden Aussagen lassen sich aus dem Text ableiten?

I. Morbus Bechterew führt zur Versteifung der Wirbelsäule.

II. Eine Aufrichtungsosteotomie kann zur Verstärkung der Kyphose durchgeführt werden.

III. In der Frühphase von Spondylitis ankylosans werden TNF-Hemmer zur Bewahrung der Beweglichkeit der Wirbelsäule eingesetzt.

A) Nur Aussage I lässt sich ableiten.
B) Nur Aussage II lässt sich ableiten.
C) Die Aussagen II und III lassen sich ableiten.
D) Die Aussagen I und III lassen sich ableiten.
E) Die Aussagen I und II lassen sich ableiten.

**Aufgabe 14**

Die Sarkoidose ist eine ist eine granulomatöse Entzündung, die akut oder chronisch verläuft und prinzipiell jedes Organ befallen kann, fällt klinisch jedoch am ehesten durch den Befall der Lungen auf. In den befallenen Organen findet man typische Granulome, also gutartige, körnchenförmige Gewebeneubildungen, die im histologischen Bild mononukleäre Entzündungszellen aufweisen. Diese Granulome zeigen im Gegensatz zu den Granulomen der Tuberkulose keine zentrale Nekrose und somit auch keine Verkäsung auf. Der Entzündungsreaktion liegt eine Störung der T-Lymphozytenfunktion zugrunde, bei einer gleichzeitig erhöhten Aktivität der B-Lymphozyten. Die genaue Ursache von Sarkoidose ist unbekannt. Durch die saisonale Häufung der Krankheitsfälle wird ein infektiöser Auslöser, unter anderem Bakterien, diskutiert. Da die Erkrankung auch familiär gehäuft auftreten kann, wird eine genetische Krankheitsherkunft vermutet.

Welche der folgenden Aussagen lässt sich aus dem Text ableiten?

- A) Sarkoidose wird durch einen bakteriellen Infekt ausgelöst und führt zu einer Nekrose.
- B) Der granulomatösen Entzündung liegt eine Störung der Funktion der T-Lymphozyten und eine erhöhte Aktivität der B-Lymphozyten zugrunde.
- C) Die Granulome sind bösartige Gewebeneubildungen, die im histologischen Bild mononukleäre Entzündungszellen aufweisen.
- D) Da die Erkrankung Sarkoidose familiär gehäuft auftritt, ist ihre Ursache genetisch bedingt.
- E) Die Sarkoidose verläuft chronisch und befällt jedes Organ im Körper.


**Aufgabe 15**

Glutamat ist die ionisierte Form der Glutaminsäure und hat die Summenformel $C_5H_9NO$ und eine molare Masse von 147,13g/mol. Es wird aus α-Ketoglutarat (AKG) und einem Ammoniumion gebildet. Glutamat ist ein wichtiger Neurotransmitter, der im zentralen Nervensystem an spezielle Glutamatrezeptoren bindet. Über exzitatorische Aminosäuretransporter wird es wieder in die Zelle aufgenommen. Bei der neuronalen Wiederaufnahme erfolgt eine Umwandlung in Glutamin, sodass eine sekundär-aktive Aufnahme in die Gliazellen erfolgen kann. Glutamat wird unter anderem für die Schmerzübertragung, das Körperwachstum, die Gewichtsregulierung und die Appetitsteuerung benötigt, so wirkt es appetitsteigernd und supprimiert das Sättigungsgefühl, weshalb es in der Tierzucht auch als Mastmittel für einen schnellen Körpergewichtsaufbau eingesetzt wird. Studien geben Hinweise darauf, dass zu hohe Glutamatkonzentrationen auch neurotoxisch wirken und Krankheiten wie Alzheimer, Parkinson oder amyotrophische Lateralsklerose verursachen können.

Welche der folgenden Aussagen trifft auf Glutamat zu?

- I. Glutamat ist neurotoxisch und führt zu Krankheiten wie Alzheimer, Parkinson oder amyotrophische Lateralsklerose.
- II. Das Glutamat reguliert den Appetit. Zu viel Glutamat kann zu Übergewicht führen.
- III. Bei der neuronalen Wiederaufnahme wird Glutamat in Glutamin umgewandelt, sodass eine Aufnahme in die Gliazellen erfolgen kann.

A) Nur Aussage I lässt sich ableiten.

B) Nur Aussage II lässt sich ableiten.

C) Die Aussagen I und II lassen sich ableiten.

D) Die Aussagen II und III lassen sich ableiten.

E) Nur Aussage III lässt sich ableiten.

## Aufgabe 16

Die Meiose ist eine besondere Form der Zellteilung, die nur bei Keimzeilen abläuft. Sie dient dazu den diploiden Chromosomensatz auf einen haploiden Chromosomensatz zu reduzieren. Die Chromosomenpaare werden getrennt, so gehen aus der Meiose vier Zellen mit einem haploiden Satz hervor. Das sind die sogenannten Gameten. Genmutationen werden in der Regel durch Fehler in der Meiose verursacht. Wird beispielsweise bei der Meiose ein Chromosomenpaar nicht getrennt, entstehen Gameten, in denen ein Chromosom in doppelter Ausführung vorliegt und solche, in denen das Chromosom fehlt. Verschmelzt nun ein solcher Gamet mit einem normalen Gameten, entsteht eine Zygote, die ein Chromosom dreifach (Trisomie) oder nur einfach (Monosomie) vorliegt. Viele Monosomien und Trisomien sind letal. Während bei Monosomien die Wirkung letaler Gene auf dem nur einzeln vorliegenden Chromosom nicht kompensiert werden kann, liegen die Gene bei Trisomien in zu hoher Konzentration vor und stören das Gleichgewicht des Stoffwechsels. Zu den wenigen Trisomien des Menschen gehört die Trisomie 21.

Welche der folgenden Aussagen trifft nicht zu?

A) Liegt ein Chromosom in einem Gameten in doppelter Ausführung vor, entsteht eine Trisomie.

B) Monosomien sind seltener als Trisomien.

C) Bei Trisomien stören die in zu hoher Konzentration vorliegende Gene das Gleichgewicht des Stoffwechsels.

D) Durch die Meiose werden haploide Gameten gebildet.

E) Trisomie 21 führt zum Tod.

## Aufgabe 17

Barbiturate sind Salze und Derivate der Barbitursäure, die eine sedierende, hypnotische und narkotische Wirkung haben. Der Wirkmechanismus wurde noch nicht in allen Einzelheiten geklärt. Auf molekularer Ebene wirken Barbiturate als positive allosterische Modulatoren an der β-Untereinheit von A-Rezeptoren der γ-Aminobuttersäure (GABA). Das heisst, sie binden an den Rezeptor und erhöhen die Öffnungswahrscheinlichkeit des Rezeptors. Dadurch strömen vermehrt Chloridionen durch den ionotropen Rezeptor. Schliesslich kommt es zu einer Hyperpolarisation der postsynaptischen Zelle (inhibitorische Synapse). Abhängig davon, wie schnell sie ansprechen und wie lange sie wirken, können Barbiturate als ultrakurz, kurz, mittellang und lang wirkend eingestuft werden. Barbiturate werden selten zur Narkoseeinleitung verwendet, aber auch zur Senkung des Hirndrucks, zur Sedierung oder bei epileptischen Anfällen. Jedoch werden sie aufgrund der geringen therapeutischen Breite und wegen der vielen Nebenwirkungen nicht mehr als Schlafmittel eingesetzt. Als Beispiel ist Pentobarbital ein mittellang wirkendes Barbiturat, das früher als Schlafmittel eingesetzt wurde. Heute wird es noch in der Veterinärmedizin zum Einschläfern oder auch in der Sterbehilfe verwendet.

Welche der folgenden Aussagen lassen sich aus dem Text ableiten?

I)   Barbiturate wirken als positive allosterische Modulatoren der Barbitursäure und haben je nach Dosierung eine sedierende, hypnotische und narkotische Wirkung.

II)  Da Barbiturate als positive allosterische Modulatoren an der β-Untereinheit von A-Rezeptoren der GABA wirken, tragen sie dazu bei, dass weniger Chloridionen durch den ionotropen Rezeptor strömen.

III) Dadurch, dass Barbiturate die Wirkung der γ-Aminobuttersäure senken, kommt es zur Hyperpolarisation der postsynaptischen Zelle.

A)  Die Aussagen I und II lassen sich ableiten.
B)  Die Aussagen I und III lassen sich ableiten.
C)  Nur Aussage III lässt sich ableiten.
D)  Alle Aussagen lassen sich ableiten.
E)  Keine der Aussagen lässt sich ableiten.

**Aufgabe 18**

Das Prostatakarzinom ist beim Mann der am häufigsten diagnostizierte maligne Tumor. PSA, also prostataspezifisches Antigen, ist ein Protein, das in den Zellen der Prostata gebildet wird. Bei der Diagnostik des Prostatakarzinoms wird es als organischer Tumormarker eingesetzt. Ein erhöhter PSA-Wert im Blut kann zwar auf Prostatakrebs hindeuten – er kann aber auch viele andere Ursachen haben, wie eine Entzündung der Prostata, eine gutartige Vergrösserung der Prostata und eine Harnwegsentzündung. Aus diesem Grund werden nach erhöhten PSA-Werten meist noch eine Biopsie vorgenommen. An dieser Stelle setzt der PCA3-Test an. PCA3 bezeichnet eine nichtcodierende Ribonukleinsäure, die als Biomarker für das Prostatakarzinom verwendet wird. Nach einer ärztlichen Tast-Untersuchung der Prostata werden Prostata-Zellen, inklusive eventuell vorhandener Krebszellen in den Urin freigesetzt, wo sie dann nachgewiesen werden können. Das ist für den Betroffenen schonender als der Nachweis durch eine Prostatabiospie. PCA3 ist ein Molekül, das in Krebszellen der Prostata in fast 100mal höherer Konzentration vorliegt als in normalen Zellen der Prostata. Der PCA3-Score korreliert direkt mit dem Tumorvolumen, nicht aber mit dem Volumen der Prostata. Die Wahrscheinlichkeit einer positiven Rebiopsie steht daher in direktem Zusammenhang mit dem Score. Bei einem Score > 100 liegt sie bei 68 Prozent.

Welche Aussagen lassen sich aus dem Text ableiten?

I)   Ein erhöhter PSA-Wert im Blut deutet auf Prostatakrebs hin, kann aber auch auf eine Entzündung der Prostata, eine gutartige Vergrösserung der Prostata und auf eine Harnwegsentzündung hinweisen.

II)  Der PCR3-Test ist ein Test, dem eine Tast-Untersuchung der Prostata vorausgeht, da dadurch Prostata-Zellen sowie vorhandene Krebszellen in den Urin freigesetzt werden, die dann im Urin nachgewiesen werden können.

III) PCA3 ist ein Molekül, das in Krebszellen der Prostata 100mal höher konzentriert ist.

A) Nur Aussage I lässt sich ableiten.
B) Nur Aussage II lässt sich ableiten.
C) Die Aussagen I und III lassen sich ableiten.
D) Die Aussagen I und II lassen sich ableiten.
E) Alle drei Aussagen lassen sich ableiten.

Lösungen zu «Medizinisch-naturwissenschaftliches Grundverständnis»

| | A | B | C | D | E |
|---|---|---|---|---|---|
| Aufgabe 1 | □ | □ | ■ | □ | □ |
| Aufgabe 2 | □ | □ | □ | □ | ■ |
| Aufgabe 3 | □ | □ | ■ | □ | □ |
| Aufgabe 4 | ■ | □ | □ | □ | □ |
| Aufgabe 5 | □ | ■ | □ | □ | □ |
| Aufgabe 6 | □ | □ | □ | □ | ■ |
| Aufgabe 7 | ■ | □ | □ | □ | □ |
| Aufgabe 8 | □ | □ | □ | ■ | □ |
| Aufgabe 9 | □ | □ | □ | ■ | □ |
| Aufgabe 10 | □ | ■ | □ | □ | □ |
| Aufgabe 11 | ■ | □ | □ | □ | □ |
| Aufgabe 12 | □ | □ | □ | □ | ■ |
| Aufgabe 13 | □ | □ | □ | ■ | □ |
| Aufgabe 14 | □ | ■ | □ | □ | □ |
| Aufgabe 15 | □ | □ | □ | ■ | □ |
| Aufgabe 16 | □ | □ | □ | □ | ■ |
| Aufgabe 17 | □ | □ | □ | □ | ■ |
| Aufgabe 18 | □ | □ | □ | □ | ■ |

 **Zu guter Letzt ein paar wichtige Tipps**

*Wie oft soll ich «medizinisch-naturwissenschaftliches Grundverständnis» üben?*

Wenn du regelmässig übst, hast du mehr und mehr Kontakt mit naturwissenschaftlichen Texten und Begriffen, was es dir am Ende auch leichter macht, solche Texte zu verstehen. Also: je öfter umso besser. Versuche 2 bis 3 pro Woche zu üben. Falls du ausreichend Zeit für die Vorbereitung hast, lohnt es sich auch, wenn du dich zusätzlich zu medizinischen Themen informierst. Was du dir an Wissen angeeignet hast, kann dir schliesslich niemand mehr nehmen.

*Vorsicht*

Fragen können negativ gestellt sein. Also welche Aussage lässt sich aus dem Text ableiten oder welche Aussage lässt sich NICHT aus dem Text ableiten. Achte auf die präzise Fragestellung. Es wäre schade, wenn du Punkte verlierst, nur weil du die Aufgabe nicht richtig gelesen hast.

*Nicht vergessen*

Für die Bearbeitung der Texte brauchst du Schreibmaterial: Bleistifte, Kugelschreiber, Textmarker. Bring sie also mit.

## 4.  Schlauchfiguren

Damit du beim Untertest «Schlauchfiguren» den Dreh raus hast, lohnt es sich zu üben. Denn dieser Test lässt sich sehr gut üben. Du trainierst damit dein visuelles und räumliches Vorstellungsvermögen – und je besser das ist, umso einfacher ist dieser Test für dich zu bewältigen.

*Alles verdreht: Mit den Schlauchfiguren wird dein räumliches Vorstellungsvermögen geprüft.*

Während des Tests werden dir zwei Bilder mit Schlauchfiguren in durchsichtigen Würfeln gezeigt. Das eine Bild ist das Original, das von vorne gezeigt wird. Das zweite Bild zeigt dieselbe Schlauchfigur von einer anderen Seite, also von links, rechts, unten, oben oder von hinten. Du muss herausfinden, von welcher Seite dieses zweite Bild gezeigt wird.

«Schlauchfiguren» kommt während des EMS an dritter Stelle. Du hast 10 Minuten Zeit um 18 Aufgaben zu lösen. Pro Aufgabe hast du also etwa 30 Sekunden. Tempo ist deshalb gefragt.

### Welche Bearbeitungsstrategien gibt es?

Die Schlauchfiguren können dich wahnsinnig machen. Manchmal sind es richtig zusammengeknäuelte Figuren, die schwer zu erkennen sind, manchmal sind sie offener dargelegt, aber so pragmatisch, dass du das Gefühl hast, dass sie sowieso von allen Seiten gleich aussehen. Und manchmal ist für dich sofort klar, welches die Antwort ist.

Sticht die Lösung nicht ins Auge, ist es sinnvoll, wenn du nach einem gewissen Schema vorgehst, um die Lösung zu finden.

**Spiegelbild:** Du kannst dich in einem ersten Schritt fragen, ob die gedrehte Figur ein Spiegelbild ist. Dann wird sie von hinten gezeigt.

**Kontaktstellen:** Falls nicht, achte auf Kontaktstellen der Schlauchfigur mit dem Würfel. Sie geben dir Anhaltspunkte über die Drehung der Figur. Weitere kontaktstellen, die dir Informationen über die Lage geben, sind jene, an denen sich der Schlauch selbst berührt.

**Markante Muster:** Vielleicht fallen aber auch andere markante Eigenschaften oder Muster auf, weil die Schlauchfigur beispielsweise nicht überall gleich dick ist.

**Schatten und Spiegelungen:** Schatten und Spiegelungen im Bild können dir ebenfalls Informationen über die Perspektive geben, aus der die Figur gezeigt wird.

**Geh um die Figur rum:** Stell dir vor, du gehst um die Figur rum und wie sie von der jeweiligen Seite aussieht.

**Aufgabenbeispiel zu «Schlauchfiguren»**

Dir werden wie erwähnt zwei Bilder gezeigt, ein Original, welches die Schlauchfigur von vorne zeigt (linkes Bild) und ein zweites Bild, das die Schlauchfigur von einer anderen Seite zeigt. Diese Seiten werden in Buchstaben angegeben also r = recht, l = links, u = unten, o = oben und h = hinten.

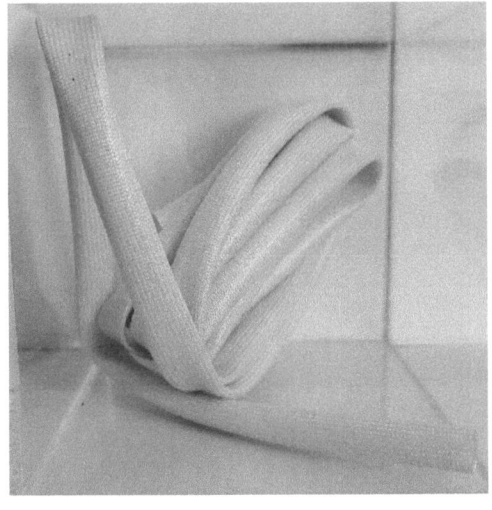

A) r

B) l

C) u

D) o

E) h

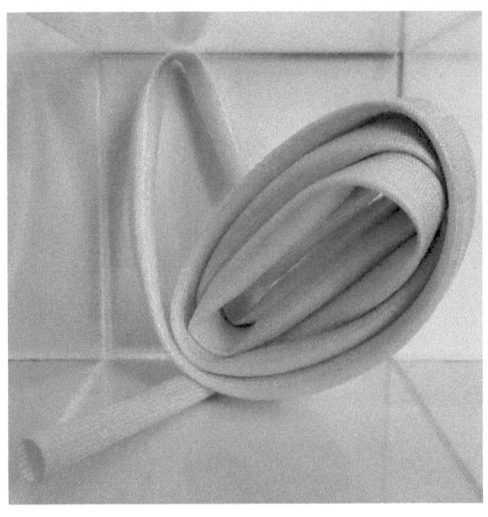

Achte nun auf markante Punkte in diesem Bild: zum einen geht ein Ausläufer des Schlauches im Originalbild alleine rechts vorneweg. Zudem geht ein auffallender Bogen nach oben. Wenn du nun das linke Bild anschaust: wäre die Figur von hinten aufgenommen, würde der Ausläufer von dir wegschauen, ebenso, wenn die Figur von links aufgenommen worden wäre. Von unten würdest du den Ausläufer direkt vor dir sehen, also bleibt nur noch von rechts.

Die Antwort ist also A).

Aufgaben zu «Schlauchfiguren»

## Aufgabe 1

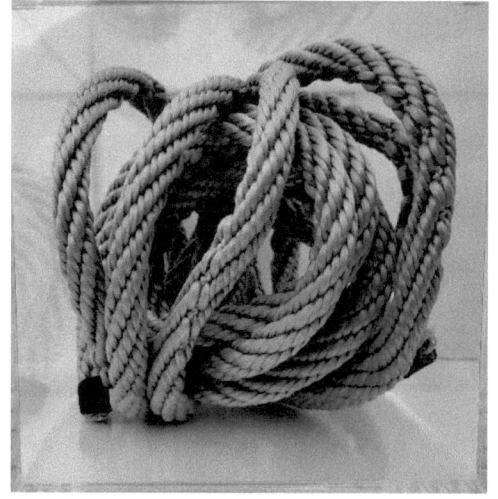

A) r

B) l

C) u

D) o

E) h

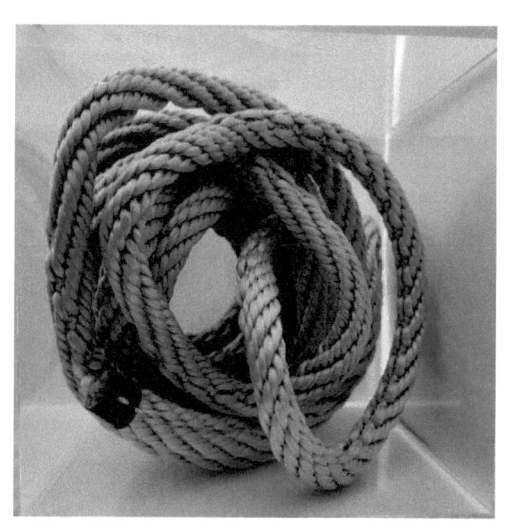

## Aufgabe 2

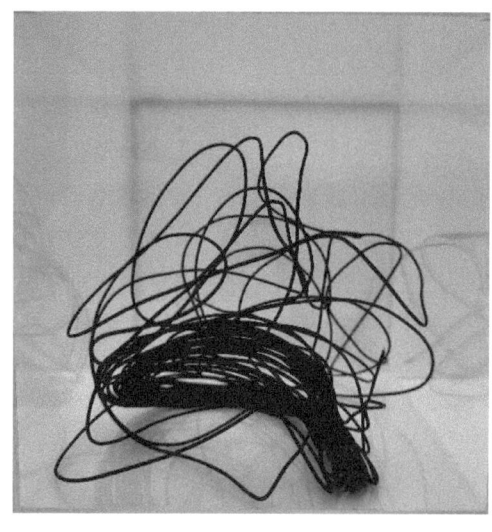

A) r

B) l

C) u

D) o

E) h

## Aufgabe 3

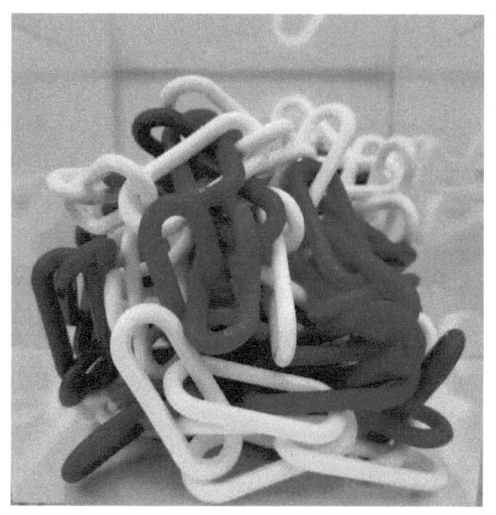

A) r

B) l

C) u

D) o

E) h

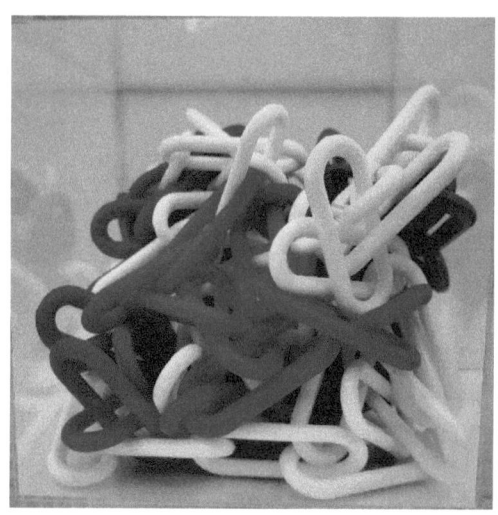

## Aufgabe 4

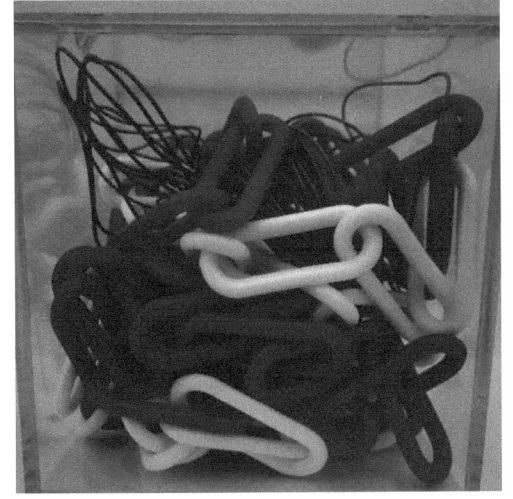
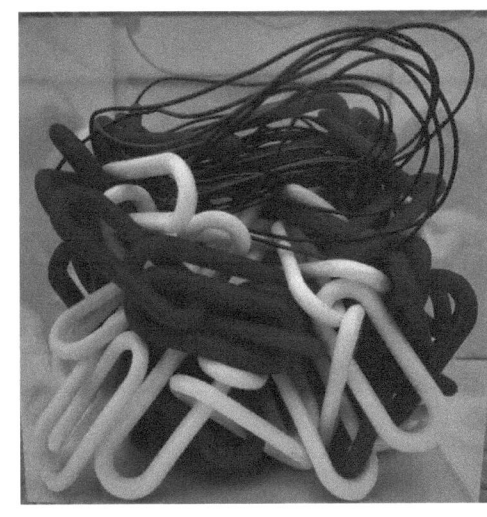

A) r

B) l

C) u

D) o

E) h

## Aufgabe 5

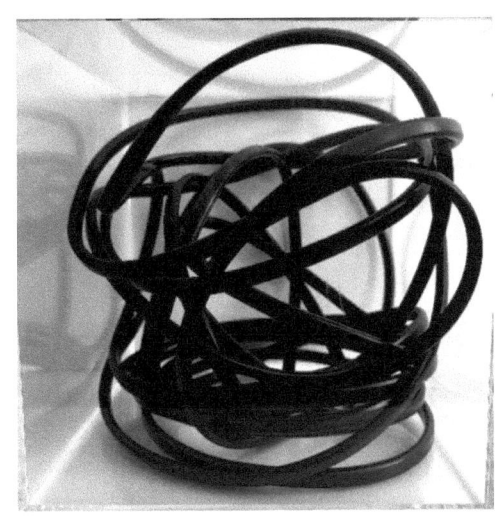
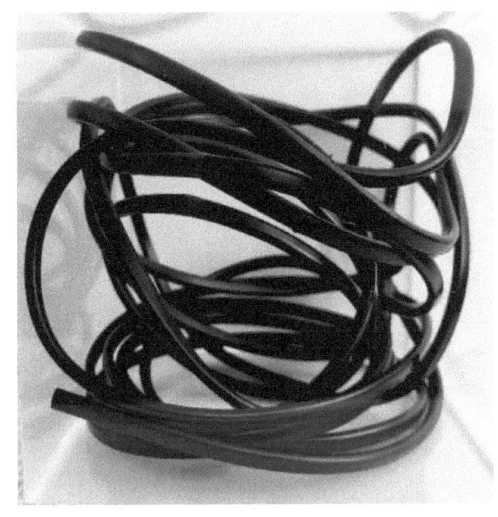

A) r

B) l

C) u

D) o

E) h

## Aufgabe 6

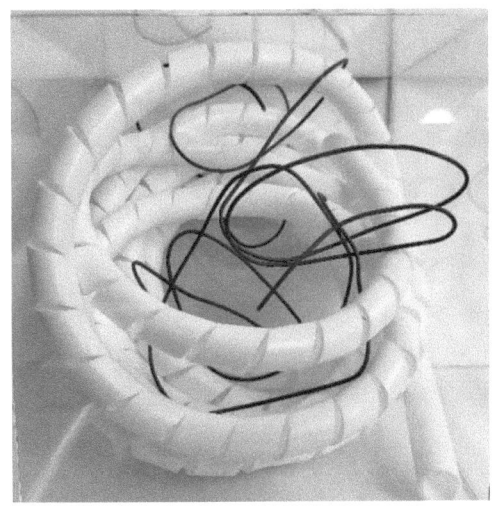
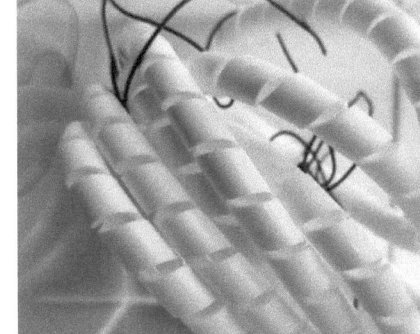

A) r

B) l

C) u

D) o

E) h

## Aufgabe 7

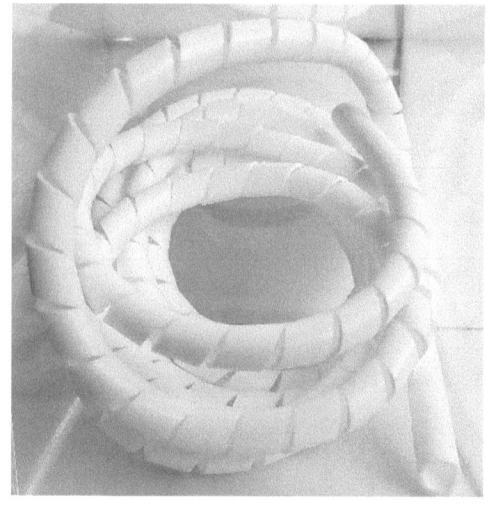

A) r

B) l

C) u

D) o

E) h

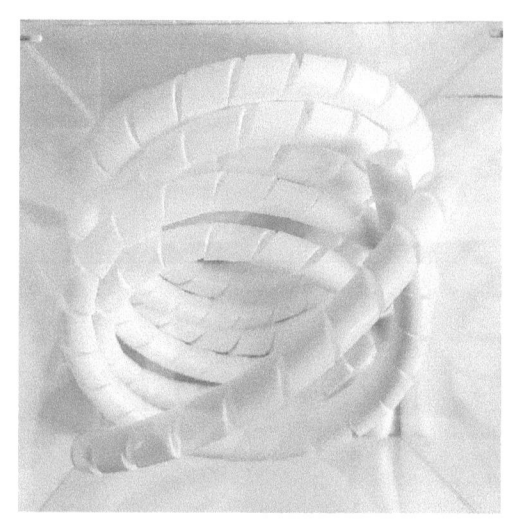

## Aufgabe 8

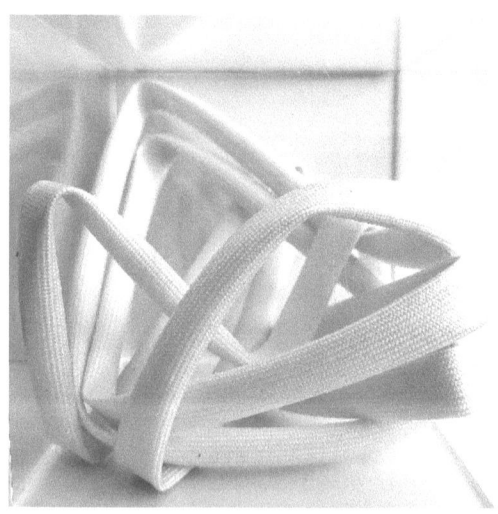

A) r

B) l

C) u

D) o

E) h

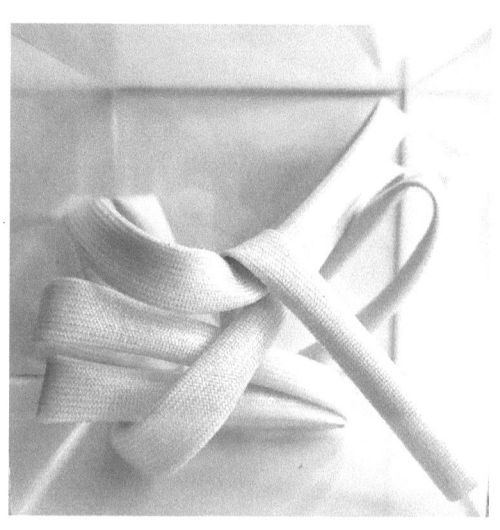

## Aufgabe 9

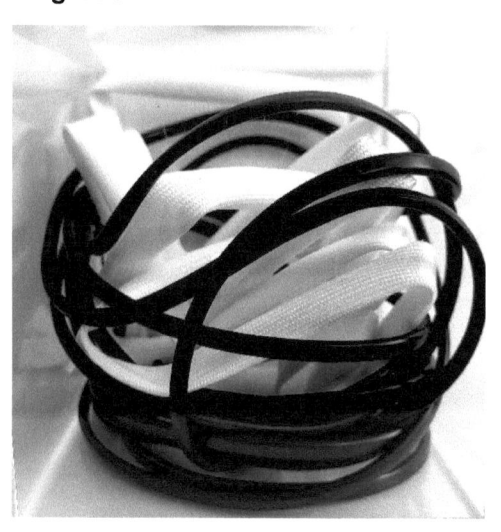

A) r

B) l

C) u

D) o

E) h

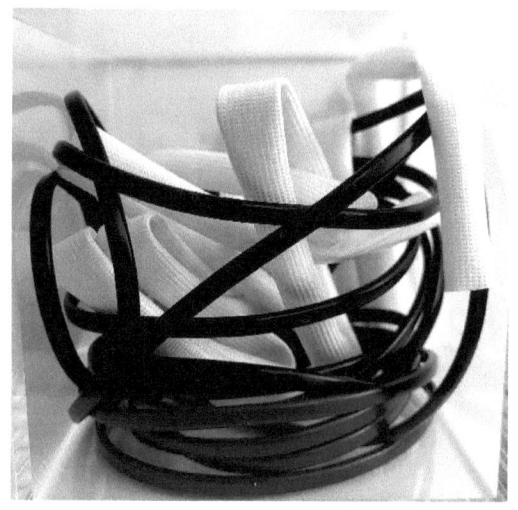

## Aufgabe 10

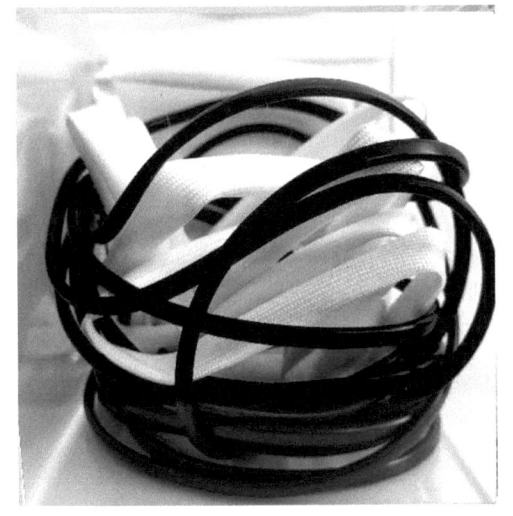
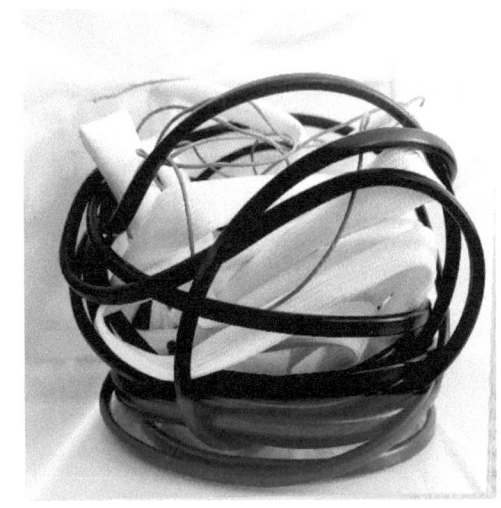

A) r

B) l

C) u

D) o

E) h

## Aufgabe 11

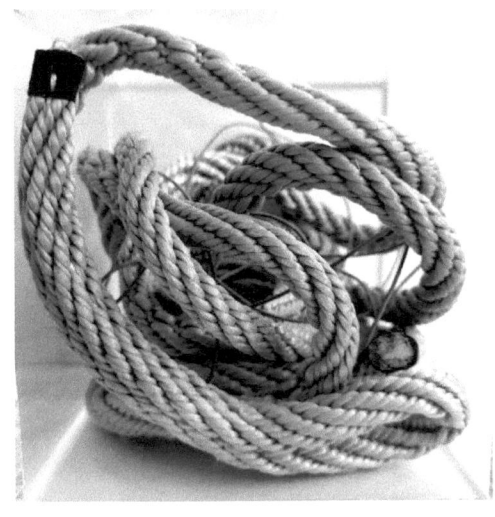
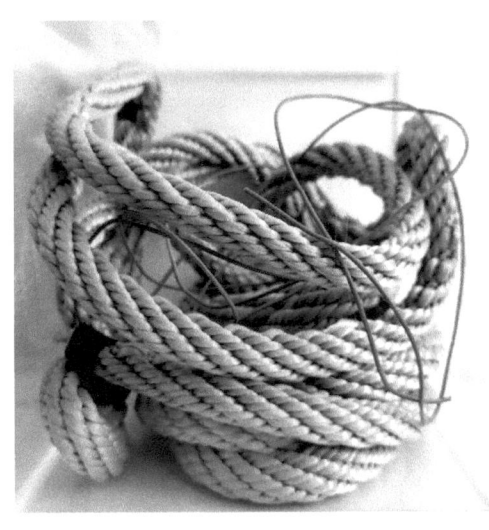

A) r

B) l

C) u

D) o

E) h

## Aufgabe 12

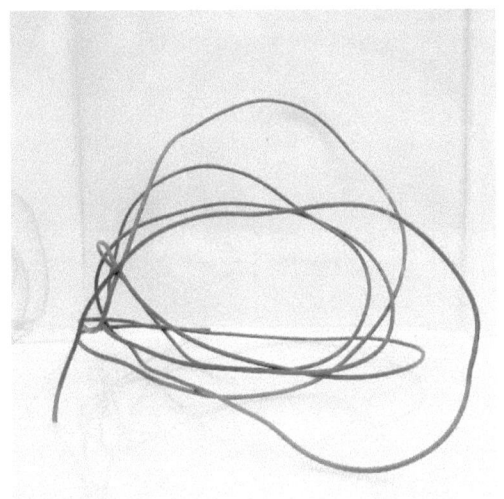
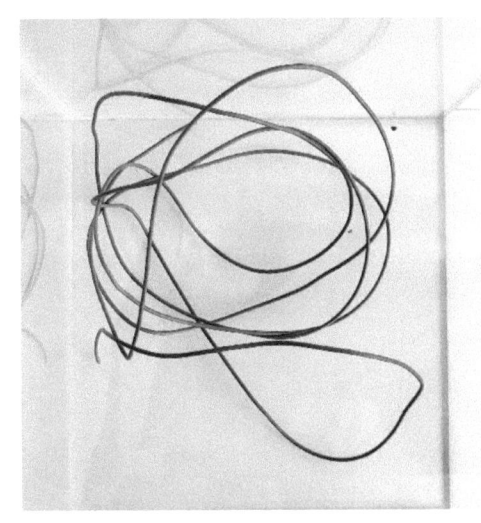

A) r

B) l

C) u

D) o

E) h

**Aufgabe 13**

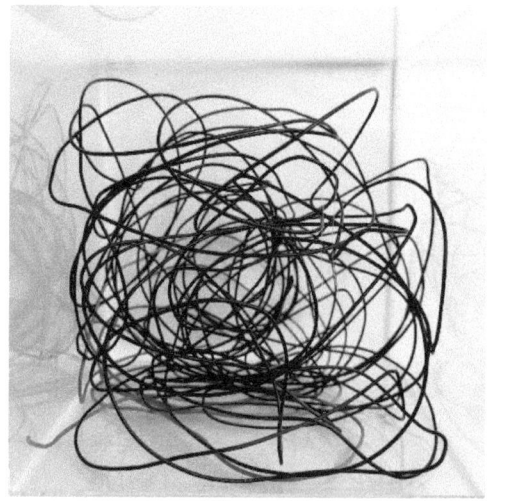 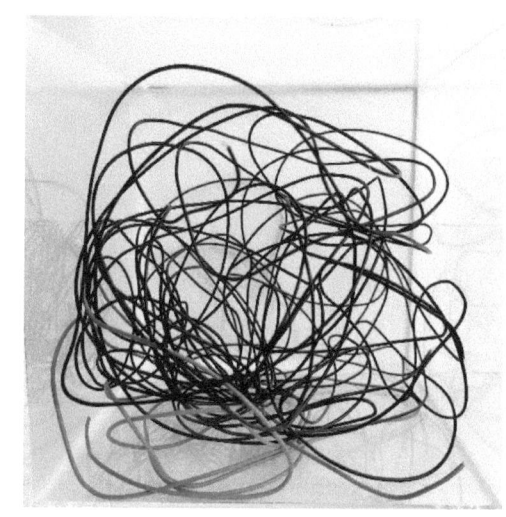

A) r

B) l

C) u

D) o

E) h

**Aufgabe 14**

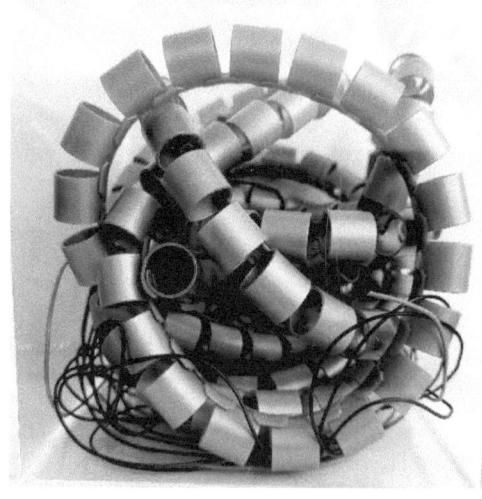 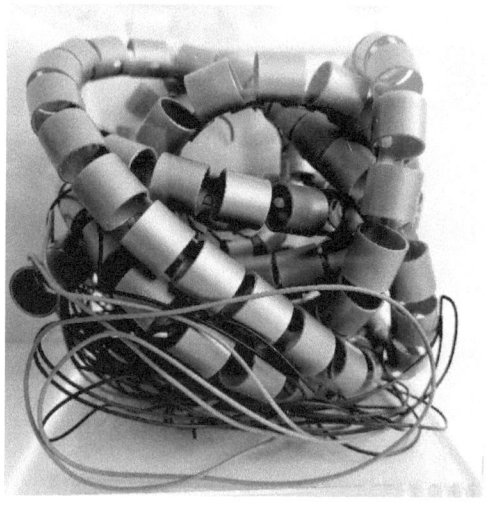

A) r

B) l

C) u

D) o

E) h

**Aufgabe 15**

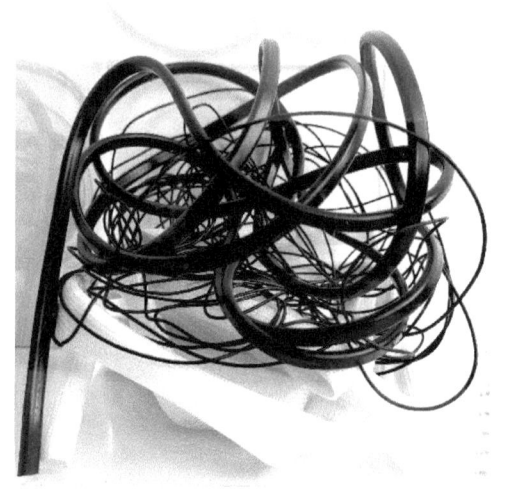 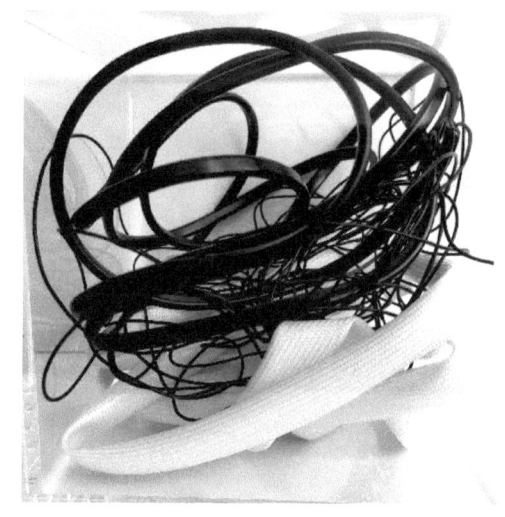

A) r

B) l

C) u

D) o

E) h

## Aufgabe 16

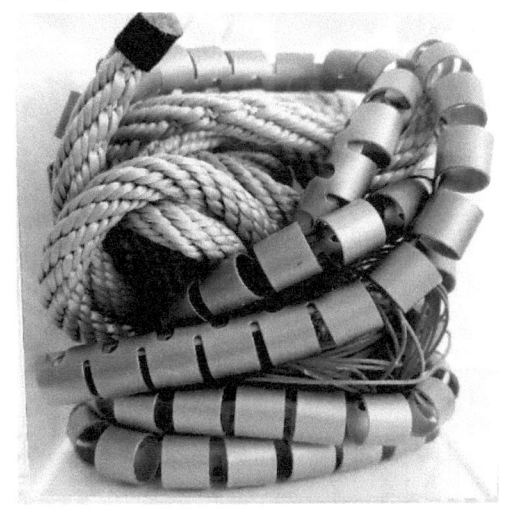
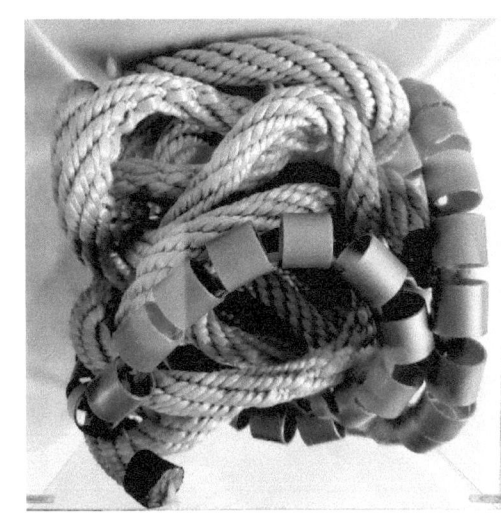

A) r

B) l

C) u

D) o

E) h

## Aufgabe 17

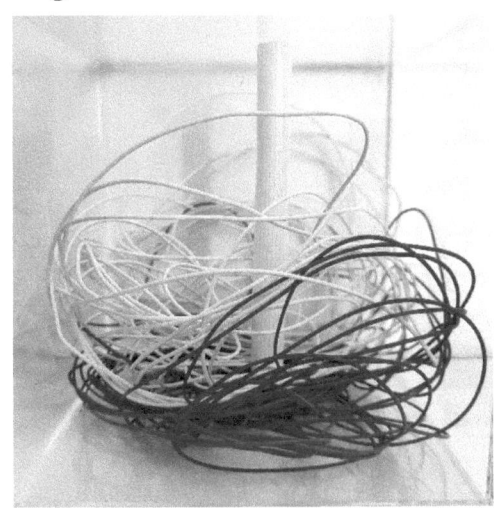
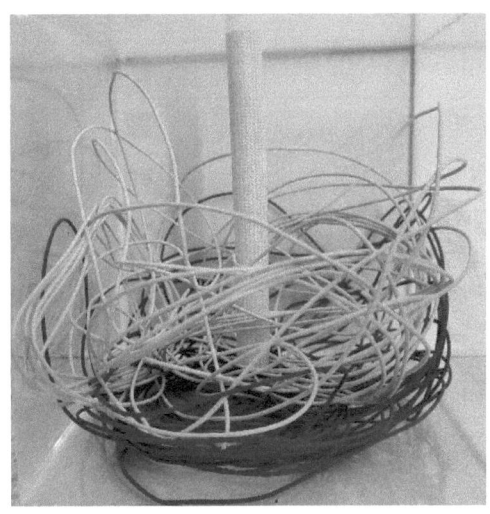

A) r

B) l

C) u

D) o

E) h

## Aufgabe 18

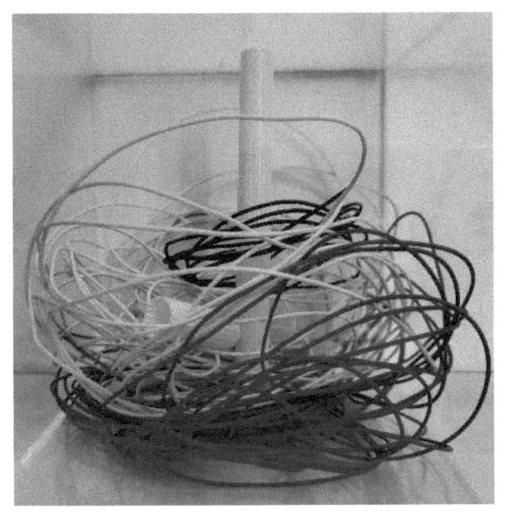
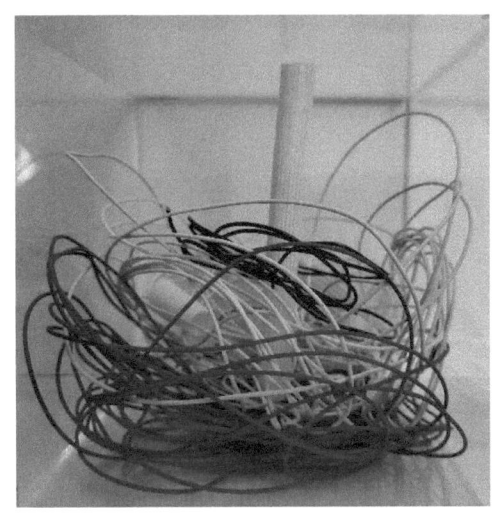

A) r

B) l

C) u

D) o

E) h

**Lösungen zu «Schlauchfiguren»**

| | A | B | C | D | E |
|---|---|---|---|---|---|
| Aufgabe 1 | ■ | □ | □ | □ | □ |
| Aufgabe 2 | □ | ■ | □ | □ | □ |
| Aufgabe 3 | ■ | □ | □ | □ | □ |
| Aufgabe 4 | □ | ■ | □ | □ | □ |
| Aufgabe 5 | □ | ■ | □ | □ | □ |
| Aufgabe 6 | □ | ■ | □ | □ | □ |
| Aufgabe 7 | □ | □ | □ | ■ | □ |
| Aufgabe 8 | ■ | □ | □ | □ | □ |
| Aufgabe 9 | ■ | □ | □ | □ | □ |
| Aufgabe 10 | □ | ■ | □ | □ | □ |
| Aufgabe 11 | ■ | □ | □ | □ | □ |
| Aufgabe 12 | □ | □ | □ | ■ | □ |
| Aufgabe 13 | □ | ■ | □ | □ | □ |
| Aufgabe 14 | □ | ■ | □ | □ | □ |
| Aufgabe 15 | ■ | □ | □ | □ | □ |
| Aufgabe 16 | □ | □ | □ | ■ | □ |
| Aufgabe 17 | □ | ■ | □ | □ | □ |
| Aufgabe 18 | ■ | □ | □ | □ | □ |

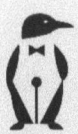 **Zu guter Letzt ein paar wichtige Tipps**

*Wie oft soll ich «Schlauchfiguren» üben?*

Wie bei «Muster zuordnen» hilft es auch bei Untertest «Schlauchfiguren» frühzeitig mit einem regelmässigen Training zu beginnen. Denn je öfter und regelmässiger du übst, umso besser wird dein visuelles Gedächtnis und dein dreidimensionales Vorstellungsvermögen.

*Bastle dir deine eigene Schlauchfigur*

Wie schon erwähnt geht es bei diesem Untertest um dein dreidimensionales Vorstellungsvermögen. Dabei hilft es dir eventuell, wenn du dir in einer Box deine eigene Schlauchfigur erstellst. So kannst du sie von allen drei Seiten betrachten und in echt sehen, wie die Figur von den verschiedenen Seiten her aussieht.

# 5. Quantitative und formale Probleme

Vielleicht weisst du das schon: Viel Mathe gibt es nicht im Medizinstudium. Dennoch ist es essenziell, dass du im Laufe deiner Karriere als Arzt oder Ärztin ein Verständnis für Einheiten, Formen und Grössen hast. In diesem Kapitel lernst du, wie du den Untertest «Quantitative und formale Probleme» meisterst.

Der Untertest «Quantitative und formale Probleme» besteht aus 18 Aufgaben, die voneinander unabhängig sind. Du hast 45 Minuten Zeit, diesen Aufgaben zu bearbeiten, sprich: Du hast zweieinhalb Minuten pro Aufgabe.

Mit «Quantitative und formale Probleme» wird deine Fähigkeit geprüft, mit Einheiten, Formeln und Grössen umzugehen. Theoretisch brauchst du Vorwissen für diesen Test, wie du die Zahlen in wissenschaftlicher und exponentieller Schreibweise darstellst und anwendest. Neben dem setzt du in dieser Aufgabengruppe die Grundeinheiten und abgeleitete Einheiten in Beziehung zueinander.

«Quantitative und formale Probleme» folgt im EMS direkt nach dem Test «Schlauchfiguren».

 **Was gibt es für verschiedene Aufgabenformen?**

Die Aufgabentypen bei «Quantitative und formale Probleme» sind sehr unterschiedlich. Das sind Dreisatzaufgaben, Aufgaben mit Proportionalität und Einheiten etc. Jede Aufgabe ist gleichwertig und wird im Multiple-Choice-Verfahren bearbeitet. Während des EMS darfst du keinen Taschenrechner nutzen. Doch keine Sorge: Es handelt sich um Aufgaben, die du gut im Kopf oder auch schriftlich lösen kannst. Für das schriftliche Lösen wird dir Papier zur Verfügung gestellt.

 **Was hilft bei der Bearbeitung der Aufgaben?**

Im Teil «Quantitative und formale Probleme» kann keine allgemeingültige Bearbeitungsstrategie für alle Aufgaben vorgegeben werden. Dennoch bietet das schnelle Erkennen der Aufgabentypen einen Vorteil in der Prüfung. Deshalb hilft es dir, wenn du für diesen Untertest regelmässig übst und möglichst viele Aufgabentypen kennenlernst. Im Folgenden findest du ein paar Grundlagen, die dir für die Bearbeitung der Aufgaben helfen.

*Grundlagen der Mathematik kennen*

Du hast Glück! Du wirst in der EMS-Prüfung nicht auf Fragen stossen, die hohe mathematische Fähigkeiten erfordern, wie z. B. Integral- oder Trigonometrie-Berechnungen. Die meisten Probleme können mit einfachen mathematischen Kenntnissen gelöst werden. Aus diesem Grund ist es sinnvoll, die grundlegenden mathematischen Regeln (z.B. Punkt vor Strich oder Addieren und Subtrahieren mithilfe der exponentiellen Schreibweise) zu wiederholen.

## Einheiten kennen

Einheiten ermöglichen Wissenschaftlern auf der ganzen Welt miteinander zu kommunizieren, indem sie ihre Zahlen und Werte in Form eines standardisierten Systems darstellen. Aus diesem Grund ist es nicht nur für die Prüfungsvorbereitung, sondern auch während deiner medizinischen Ausbildung sehr wichtig, die Einheiten und ihre Umrechnungen zu kennen.

Ein Begriff kann aber auch in mehr als einer Einheit ausgedrückt werden. Beispielsweise ist die Dichte das Verhältnis von Masse zu Volumen und ihre Einheit kann als $kg/m^3$ oder $g/L$ geschrieben werden. Der Dreisatz hilft dir, die verschiedenen Einheiten umzuwandeln.

Ein weiterer hilfreiche Punkt ist Umrechnungsfaktor, der in Fragen verwenden werden kann. Zum Beispiel: Wie viele Stunden dauert ein Jahr? Du weisst, dass ein Jahr 365 Tage und ein Tag 24 Stunden hat. Um Schritt für Schritt zur Lösung zu gelangen, nutzt man solches Wissen.

## Kopfrechnen und schriftliches Rechnen

Wie schon erwähnt, darfst du bei diesem Untertest keinen Taschenrechner benutzen. Du solltest deshalb auch beim Üben keinen Taschenrechner nutzen, sondern deine Fähigkeiten im Kopfrechnen und im schriftlichen Rechnen trainieren. Nutze während des Tests unbedingt das zur Verfügung gestellte Papier, damit du alles aufschreiben kannst, was notwendig ist und damit du im Fall der Fälle sauber schriftlich rechnen kannst. Du kannst auf dem Papier auch Skizzen machen, wenn dir das beim Verständnis der Aufgabe hilft.

## Aufgabe vollständig und genau lesen

In den Aufgaben bekommst du sehr viele Informationen. Für die Beantwortung der Fragen sind aber vielleicht überhaupt nicht alle Informationen wertvoll. Manchmal kommt die entscheidende Information sogar erst am Schluss der Aufgabe. Deshalb ist es wichtig, dass du die Aufgabe genau durchliest und aktiv mitdenkst. Das braucht im ersten Moment mehr Zeit, erspart dir aber unter Umständen ein erneutes Durchlesen der Aufgabe.

## Zusammenfassung der Aufgabe

Was ist in der Aufgabe angegeben? Welche Informationen hast du? Es hilft, wenn du die Aufgabe kurz zusammenfasst und dir einen Überblick über die vorhandenen Informationen verschaffst.

**Aufgabenbeispiel zu «Quantitative und formale Probleme»**

Der Druck $p$ gibt an, welche Kraft auf eine Fläche von einem Quadratmeter einwirkt und kann aus den unten gegebenen Grössen berechnet werden:

| | | |
|---|---|---|
| Masse | m | Einheit: kg |
| Zeit | t | Einheit: s |
| Länge | d | Einheit: m |

Bei Anwendung welcher der folgenden fünf Formeln ergibt sich für $p$ die Einheit kg. $m^{-1}$. $s^{-2}$?

- A) m / d. t
- B) m. t / d
- C) $d^2$ / m. t
- D) m / d. $t^2$
- E) d / $m^2$. t

*Lösungsstrategie*

Bei diesem Aufgabetyp ist es von Vorteil, die Einheiten und Abkürzungen der Begriffe zu kennen. Es wird dir zudem helfen, wenn du die angegebenen Konzepte in einer Tabelle gruppierst. Das wird dich helfen zu verstehen, was in der Frage von dir verlangt wird.

Bei der Lösung der obigen Aufgabe ist die *Einheit kg. $m^{-1}$. $s^{-2}$* dein Ausganspunkt. Im nächsten Schritt musst du herausfinden, welche Abkürzungen zusammenkommen müssen, damit die Einheiten diese Kombination bilden. Du wirst die richtige Version erstellen, indem du verschiedene mathematische Operationen wie Division, Multiplikation oder Umgang mit Exponentialschreibweise anwendest.

| Begriff | Abkürzung | Einheit |
|---|---|---|
| Masse | m | Einheit: kg |
| Zeit | T | Einheit: s |
| Länge | d | Einheit: m |

Antwort: Aussage D ist korrekt.

## Aufgaben zu «Quantitative und formale Probleme»

## Aufgabe 1

Die ketogene Ernährung ist definiert werden, bei der Kohlenhydrat- und Proteinquellen sehr begrenzt sind und der Grossteil des Nahrungsinhalts aus Fetten besteht. Da es bei der Verringerung epileptischer Anfälle bei Epilepsiepatienten wirksam ist, können ketogene Diätanwendungen angewendet werden. Bei der Berechnung des Gehalts in ketogenen Diäten wird das Verhältnis der Menge an Nährstoffen bestimmt, die in die Ernährung aufgenommen werden sollen.

Die Nahrungsmenge, die ein Epileptiker zur Einhaltung einer ketogenen Diät täglich zu sich nehmen sollte, berechnet als 2800 Gramm. Die Menge der zu konsumierenden Nährstoffe ist proportional zu den angegebenen Koeffizienten: Protein 3; Kohlenhydrat 1; Fett 10.

Wie viel Gramm Protein hat dieser Patient am Ende einer Woche zu sich genommen?

- A) 600 Gramm
- B) 1200 Gramm
- C) 2400 Gramm
- D) 4200 Gramm
- E) 6000 Gramm

## Aufgabe 2

Die Formel für die zeitabhängige Konzentration einer Bakterienkultur lautet wie folgt: $y = k \times 2^{-x}$

Bei der Formel repräsentiert die y-Achse die Anzahl der Bakterien, die x-Achse die Zeit in Tagen und k ist die Steigung des Graphen.

In der Bakterienkultur beträgt die Anzahl der Bakterien am 1. Tag $2^{10}$. Wie hoch ist die Bakterienzahl am Ende des 4. Tages?

- A) 32
- B) 64
- C) 128
- D) 256
- E) 512

## Aufgabe 3

Die Bluttransfusion ist ein Behandlungsinstrument, das einen sehr wichtigen Platz einnimmt und alternativlos ist, wenn das gewünschte Blut nicht gewonnen werden kann. Bei fast allen Operationen kann aus vielen Gründen eine Transfusionsnotwendigkeit bestehen, insbesondere bei manchen lebenslangen Erkrankungen, bei Blutarmut, beim Ersatz des Neugeborenen Blutes wegen Blutunverträglichkeit der Eltern und vor allem bei inneren Organblutungen aufgrund von Traumata.

Eine Patientin besitzt $15 \times 10^4$ uL Thrombozyten. Als Ergebnis der Bluttransfusion $3,5 \times 10^5$ uL hinzugefügt.

Welche Zahl entspricht der Grösse der Thrombozyten nun am ehesten?

A) $0,5 \times 10^6$
B) $1 \times 10^5$
C) $5 \times 10^7$
D) $2,5 \times 10^4$
E) $1,5 \times 10^8$

## Aufgabe 4

Kalzium ist eines der am häufigsten vorkommenden lebenswichtigen Mineralien im Körper. Die Unfähigkeit, Kalzium aus verschiedenen Gründen im Körper aufzunehmen führt zu einem «Kalziummangel». Der Kalziumverbrauch von weniger als der Menge, die täglich eingenommen werden sollte, führt nach einiger Zeit zu einem Kalziummangel, der schwerwiegende Symptome und Krankheiten verursacht. In dem folgenden Werten wird die Menge an Kalzium berechnet, die von Patienten mit Kalziummangel in verschiedenen Altersgruppen eingenommen werden sollte:

Der 3-jährige Patient benötigt in drei Tagen 1500mg Kalzium.

Die 15-jährige Patientin benötigt pro Tag 2000mg Kalzium.

Der 27-jährige Patient benötigt in der Woche 7000mg Kalzium.

Die 50-jährige Patientin benötigt in fünf Tagen 7500mg Kalzium.

Welche Aussage ist richtig?

A) Die 50-jährige Patientin nimmt täglich die höchste Menge Kalzium zu sich.
B) Die Gesamtmenge an Kalzium, die alle Patienten einnehmen sollten, ist 6-mal so hoch wie die eines 3-Jährigen.
C) Der 27-jährige Patient sollte die Hälfte der täglichen Kalziumaufnahme des 15-Jährigen einnehmen.
D) Die wöchentliche Kalziumeinnahme ist für jeden Patienten gleich.
E) Pro Tag verbraucht der 3-jährige Patient halb so viel Kalzium wie die 50-jährige Patientin.

## Aufgabe 5

Mai Deniz steigt die Stufen der Krankenhaustreppe hinauf, indem sie vier Tritte auf einmal nimmt. Hinab steigt sie, indem sie zwei Tritte auf einmal nimmt. Ares nimmt drei Stufen auf einmal hinauf und hinunter.

Wenn die Anzahl der Schritte von Mai Deniz 4mal höher ist als die Anzahl Schritte von Ares, wie viele Stufen gibt es auf der Krankenhaustreppe?

A) 60
B) 48
C) 36
D) 24
E) 12

## Aufgabe 6

Ein Unternehmen plant, seine Mitarbeiterinnen und Mitarbeiter auf Hba1c (glykosyliertes Hämoglobin) testen zu lassen, um sicherzustellen, dass die Mitarbeiter ein gesünderes Leben führen. Hba1c ist eine Art von Test zur Bestimmung und Kontrolle des durchschnittlichen Blutzuckerspiegels bei Personen. Der normale Wertebereich des Hba1c-Tests bei Nichtdiabetikern beträgt 3,5% bis 5,7%; bei Menschen mit latentem Blutzucker liegt er bei 5,7% bis 6,4%. Typ-2-Diabetes zeigt sich bei denen, deren Wertebereich nach dem Test bei 6,5% und höher liegt.

An einem Arbeitsplatz mit 1000 Beschäftigten sind 45% der Beschäftigten Frauen.

Den Testergebnissen zufolge hatten 4% der Frauen Typ-2-Diabetes, 22% hatten latenten Blutzucker; 6% der Männer hatten Typ-2-Diabetes, 82% hatten Normalwerte.

Wie viele Männer haben einen Wertebereich über 6,5%?

- A) 99
- B) 45
- C) 333
- D) 18
- E) 33

## Aufgabe 7

Dr. Völz führt eine Gehirnoperation allein in 12 Stunden durch, Dr. Ying schafft es allein in 18 Stunden. Nach 6 Stunden gemeinsamer Arbeit hat Dr. Völz die Operation verlassen.

Wie lange dauert es, bis Ying die Operation allein abschliesst?

- A) 1 Stunde
- B) 2 Stunden
- C) 3 Stunden
- D) 4 Stunden
- E) 5 Stunden

## Aufgabe 8

Die täglichen Routinen zur Blutdruckmessung von drei Patienten, die sich ein Krankenhauszimmer teilen, sind wie folgt:

Patient 1: alle 6 Stunden

Patient 2: 8 mal täglich

Patient 3: 12 mal täglich

Welche der Aussagen ist falsch?

- A) Die häufigste Messung wird beim Patient 1 durchgeführt.
- B) Die Messung von Patient 2 ist 2/3 der Messung für Patient 3.
- C) Die Routinenmessung von Patient 3 ist weniger als doppelt so häufig wie die von Patient 2.
- D) Der Besuch bei Patient 1 ist dreimal so häufig wie bei Patient 2.
- E) Die Gesamtbesuche bei Patient 1 und Patient 2 sind häufiger als bei Patient 3.

## Aufgabe 9

Fettsäure und Glycerin, die als Ergebnis der Fettverdauung gebildet werden, gelangen durch Diffusion zu Darmepithelzellen. Aus dem Dünndarm aufgenommene Fettsäuren und Glycerin werden hier nach der Resorption kombiniert und in Fett umgewandelt. Die folgende Tabelle zeigt die Absorptionsrate x der Fettsäure zum Zeitpunkt t.

| x (W/kg) | 0 | 6 | 16 | 30 | 48 |
|---|---|---|---|---|---|
| t (min) | 1 | 2 | 3 | 4 | 5 |

Welche der folgenden Beziehungen zwischen x und t gilt für diese Werte?

A) $2x \sim t$

B) $t^2 \sim x$

C) $\sqrt{t} \sim 2x$

D) $x \sim t^3$

E) $2t^2 - 2 \sim x$


## Aufgabe 10

Eine Forscherin verwendet zunächst 10% der Gewebekulturplatten und dann 20% der restlichen Menge für eine Forschungsprojekt. 25% der verbleibenden Paletten werden der kooperierenden Gruppe zur Verwendung in einer anderen Forschung gegeben.

Wie viel Prozent der Gewebekulturpaletten sind im Endzustand im Forschungslabor verfügbar?

A) 10%

B) 18%

C) 46%

D) 54%

E) 60 %


## Aufgabe 11

Das Lambert-Beersche Gesetz beschreibt die Abschwächung der Strahlungsintensität A (einheitslos) gegenüber ihrer Anfangsintensität beim Durchgang durch ein absorberhaltiges Medium in Abhängigkeit von Stoffmengenkonzentration c (M) und Schichtdicke der Küvette l (cm). Es gilt folgende Gesetzmässigkeit: $A = c \cdot l \cdot \varepsilon$

$\varepsilon$ ist Absorptionskoeffizient ($M^{-1}cm^{-1}$). Die Stoffmengenkonzentration c einer Lösung ist dividiert durch Stoffmenge n (mol) und Volumen V ($cm^3$).

Welche Formel gibt den Schichtdicke der Küvette l an?

A) $l = n.V \,/\, \varepsilon.A$

B) $l = A.V - \varepsilon.n$

C) $l = n.\varepsilon\dfrac{}{V}.A$

D) $l = A.\varepsilon\dfrac{}{V}.n$

E) $l = A.V \,/\, n.\varepsilon$

## Aufgabe 12

Zur Behandlung eines Kleinkinds, bei dem Eisenmangel diagnostiziert wurde, ist eine tägliche Eisenergänzung mit 60 mg erforderlich. Zur Behandlung des Eisenmangels enthält das XY-Medikament 50 mg Eisen pro 1 ml (1ml = 20 Tropfen). Dieses Medikament wird täglich morgens und abends in wenig Wasser mit dem Essen eingenommen.

Wie viele Tropfen sollten für jede Mahlzeit verwendet werden?

- A)  6
- B)  10
- C)  12
- D)  20
- E)  24

## Aufgabe 13

Der Placeboeffekt liegt vor, wenn eine pharmakologisch unwirksame Arzneimittelformulierung oder positive Suggestion eine positive Wirkung hervorruft. Der Noceboeffekt ist das Gegenteil des Placeboeffekts und besagt, dass die negativen Erwartungen einer Person an eine Situation die Person negativ beeinflussen. In einer Studie, die den Noceboeffekt auf Laktose untersuchte, wurden die Reaktionen der Teilnehmer festgestellt, indem 10g eines Milchprodukts abgegeben wurden, die wirklich laktoseintolerant und nicht laktoseintolerant waren. Selbst wenn eine Person laktoseintolerant ist, wird akzeptiert, dass eine Person täglich bis zu 12 Gramm Laktose vertragen kann. 40% der Teilnehmer sind wirklich laktoseintolerant. Betrachtet man die Gesamtergebnisse, so hatten 30% der Teilnehmer einen Placeboeffekt; bei 50% von ihnen wurde ein Nocebo-Effekt beobachtet.

Wie viele Personen, die keine Laktoseintoleranz hatten, hatten in dieser Studie, die mit 50 Personen durchgeführt wurde, den Noceboeffekt?

- A)  4
- B)  6
- C)  9
- D)  10
- E)  15

## Aufgabe 14

Bei der Zellkulturmethode wird dem Patienten Gewebe entnommen; Sie werden in der Laborumgebung in Zellen getrennt und erst nach der Isolierung der Stammzellen werden sie in der Laborumgebung kultiviert.

Die folgende Tabelle zeigt die Beziehung zwischen der Menge x an Stammzellen und der Zeit t.

| x (ng) | 2 | 6 | 18 | 54 | 162 |
|--------|-----|-----|-----|-----|-----|
| t (min) | 10 | 30 | 90 | 270 | 810 |

Welche der folgenden Beziehungen zwischen x und t gilt für diese Werte?

- A) 5x ~ t
- B) 5t ~ x
- C) 3t ~ x
- D) 3x ~ t
- E) 3x ~ 5t

## Aufgabe 15

Nach der Henderson-Hasselbalch-Gleichung wird der pH-Wert, der unten angegebenen Ionisations-Gleichung wie folgt berechnet:

$$HA_{(aq)} \longleftrightarrow H^+_{(aq)} + A^-_{(aq)}$$

$$pH = pK_a + \log \frac{[A^-]}{[HA]}$$

Die Gleichgewichtsreaktion der konjugierten Base $A^-$ und des Hydronium Ions $H^+$, die durch Auflösen einer schwachen Säure HA in Wasser gebildet wird, ist einfach gezeigt. Die Säurekonstante $K_a$ ist inverse proportional zur $pK_a$-Wert.

Welche der folgenden Aussagen lässt bzw. lassen sich daraus ableiten?

- I) Der pH-Wert der Lösung hängt von der Konzentration der Säure ab.
- II) Eine Säure mit einem höheren $K_a$-Wert hat bei gleicher Konzentration einen höheren pH-Wert.
- III) Wenn die Konzentration der konjugierten Base erhöht wird, steigt der pH-Wert der Lösung.

- A) Nur Aussage I lässt sich ableiten.
- B) Nur Aussage II lässt sich ableiten.
- C) Nur Aussage III lässt sich ableiten.
- D) Nur die Aussagen I und II lassen sich ableiten.
- E) Nur die Aussagen I und III lassen sich ableiten.

## Aufgabe 16

Alcianblau-Farbstoff wird verwendet, um saure Mucopolysaccharide, Glykogen, Glykoprotein, Mucoprotein-Kohlenhydrate mit hohem Molekulargewicht in Gewebeschnitten durch Strahlenmikroskopie darzustellen. In einem Pathologielabor werden routinemässig alle 3 Monate 18 Stück von 50-ml-Farbstoffflaschen bestellt. Der Hersteller wird das Produkt in 30-ml-Flaschen verkaufen, wobei die Entscheidung ab dem neuen Jahr getroffen wird.

Wie viele Flaschen werden ab dem neuen Jahr pro Monat im Labor verbraucht?

- A) 4 Flachen
- B) 10 Flachen
- C) 12 Flachen
- D) 18 Flachen
- E) 20 Flachen

## Aufgabe 17

Beta-hCG, ein wichtiger Blutparameter für die Schwangerschaftserkennung, ist eine Art Hormon. Bei einer Schwangerschaft steigt dieses Hormon innerhalb von 48 Stunden um 60% an.

Am 3. Januar wurde bei einer Patientin ein Bluttest durchgeführt und im Blut wurden 10 mlU/mL Beta-hCG nachgewiesen. Was ist für den Beta-hCG-Wert dieser schwangeren Patientin möglich, deren nächster Bluttest am 11. Januar stattfindet?

- A) 100 mlU/mL
- B) 80 mlU/mL
- C) 60 mlU/mL
- D) 40 mlU/mL
- E) 20 mlU/mL

## Aufgabe 18

Ein Nahrungsergänzungsmittel mit Vitaminen, Mineralien und Spurenelementen enthält 240 mg Kalzium Ca pro Tablet. Die Atommasse von Kalzium Ca ist 40 g/mol und 1 mol Ca enthält $6{,}02 \times 10^{23}$ $N$ Ca-Teilchen. $N$ ist die Zahl der Avogadro und beträgt $6{,}02 \times 10^{23}$. Die Stoffmenge n errechnet sich, indem man die Menge m durch die Atommasse $M_a$ dividiert.

$$n = \frac{m}{M_a}$$

Wie viele Kalziumatome gelangen in den Körper einer Person, die 1 Tablette pro Tag einnimmt?

- A) 6 N
- B) $6 \times 10^{-3}$ N
- C) $6 \times 10^{3}$ N
- D) 6/N
- E) N/6

Lösungen zu «Quantitative und formale Probleme»

| | A | B | C | D | E |
|---|---|---|---|---|---|
| Aufgabe 1 | ☐ | ☐ | ☐ | ■ | ☐ |
| Aufgabe 2 | ☐ | ☐ | ■ | ☐ | ☐ |
| Aufgabe 3 | ■ | ☐ | ☐ | ☐ | ☐ |
| Aufgabe 4 | ☐ | ☐ | ■ | ☐ | ☐ |
| Aufgabe 5 | ☐ | ■ | ☐ | ☐ | ☐ |
| Aufgabe 6 | ☐ | ☐ | ☐ | ☐ | ■ |
| Aufgabe 7 | ☐ | ☐ | ■ | ☐ | ☐ |
| Aufgabe 8 | ☐ | ☐ | ☐ | ■ | ☐ |
| Aufgabe 9 | ☐ | ☐ | ☐ | ☐ | ■ |
| Aufgabe 10 | ☐ | ☐ | ☐ | ■ | ☐ |
| Aufgabe 11 | ☐ | ☐ | ☐ | ☐ | ■ |
| Aufgabe 12 | ☐ | ☐ | ■ | ☐ | ☐ |
| Aufgabe 13 | ☐ | ☐ | ☐ | ☐ | ■ |
| Aufgabe 14 | ■ | ☐ | ☐ | ☐ | ☐ |
| Aufgabe 15 | ☐ | ☐ | ☐ | ☐ | ■ |
| Aufgabe 16 | ☐ | ■ | ☐ | ☐ | ☐ |
| Aufgabe 17 | ☐ | ☐ | ■ | ☐ | ☐ |
| Aufgabe 18 | ☐ | ■ | ☐ | ☐ | ☐ |

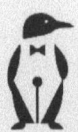 **Zu guter Letzt ein paar wichtige Tipps**

*Wie oft soll ich «Quantitative und formale Probleme» üben?*

Das ist abhängig davon, wie fit du mit Einheiten, Formeln und Grössen bist. Falls du beispielsweise ein Zwischenjahr nach der Matura gemacht hast und dich deshalb schon eine Weile nicht mehr mit Mathematik beschäftigt hast, lohnt es sich, zuerst einmal Einheiten, Formeln und Grössen zu repetieren. Wenn du darin fit bist, hast du bereits einen grossen Teil für das erfolgreiche Bewältigen dieses Tests geschafft.

*Repetition ist das A und O*

Es lohnt sich, die Grundregeln der Mathematik und der Einheiten zu repetieren, damit du dich auf die Aufgabe konzentrieren kannst und dich während des EMS nicht zuerst mit den Grundlagen auseinandersetzen musst.

# 6.   Fakten und Figuren lernen

Was siehst du? Schwarze und weisse Kleckse? Unmöglich, sich das zu merken und wieder zu geben? Und dazu noch willkürlich zusammengewürfelte Personen mit Berufen und Krankheiten, die du dir merken sollst. Unmöglich? Es scheint so. Aber der Schein trügt. Mit den richtigen Strategien kannst du sehr effizient Figuren und Fakten lernen.

> *Wenig Einprägezeit, wenig Wiedergabezeit, dazwischen eine lange Pause. Das ist die Crux.*

Die Untertests «Faken lernen» und «Figuren lernen» stellen dein Kurzzeitgedächtnis auf die Probe. Es wird deine Fähigkeit geprüft, in kurzer Zeit Fakten und visuelle Informationen aufzunehmen und über etwa 45 Minuten im Gedächtnis zu behalten.

Die Tests teilen sich in eine Einprägephase und eine Reproduktionsphase. Das heisst, in einem ersten Schritt merkst du dir Fakten zu 18 Personen und 18 Figuren. Um dir die Figuren einzuprägen hast du 4 Minuten Zeit, für die Fakten hast du 6 Minuten Zeit. Im Anschluss findet der Untertest «Textverständnis» statt, der 45 Minuten dauert. Erst darauffolgend gibst du die Reproduktionsphase der Fakten und Figuren wieder. Dafür hast du wenig Zeit, für die Figuren hast du 5 Minuten, für die Fakten 6 Minuten.

 ## Was musst du dir einprägen?

Beim «Fakten lernen» prägst du dir Personen und ihre Merkmale ein, also Name, Alter, Beruf, Charaktermerkmal und Diagnose. Danach werden dir 18 Fragen zu den Personen und ihren Merkmalen gestellt mit jeweils 5 Antwortmöglichkeiten, von denen du die richtige auswählen musst.

Beim Figuren lernen liegen dir 18 Figuren vor, die in 5 Felder unterteilt sind. Eines dieser Felder ist jeweils schwarz gefärbt. In der Reproduktionsphase geht es darum, diese schwarzgefärbten Felder der Figuren zu identifizieren. In diesem Kapitel geben wir dir noch eine Beispielaufgabe zum besseren Verständnis des Tests.

 ## Welche Bearbeitungsstrategien gibt es?

Wichtig bei «Fakten lernen» und «Figuren lernen» ist: du darfst dir keine Notizen machen, du musst dir wirklich alles im Kopf merken. Das ist eine Herausforderung, weil du die gemerkten Fakten und Figuren nach 45 Minuten wiedergeben musst, in denen du dich mit komplexen naturwissenschaftlichen Texten auseinandergesetzt hast. Es gibt aber verschiedene Strategien, die dir helfen, die Fakten bzw. Personenmerkmale einzuprägen. Die Methoden für das Einprägen sind gleich – und doch verschieden.

*Fakten lernen*

**Assoziation und Visualisierung:** Erstelle eine Geschichte mit dem Namen des Patienten, dass zum Beispiel ein Patient etwas total Verrücktes erlebt. Oder verknüpfe die Namen mit jemandem, den du persönlich kennst. Diese Methoden helfen dir nicht nur für den EMS, sondern auch im späteren Medizinstudium, wenn du dir Fakten einprägen musst.

58

**Gruppierung:** Bilde Gruppen nach Beruf und Alter der Patienten. Denn manchmal haben einige Patienten haben sehr ähnliche Berufe und Altersgruppen

**Wiederholung:** Wiederhole die Fakten so oft du kannst. Dein Gehirn kann sich wiederholte Informationen besser speichern.

*Figuren lernen*

**Assoziation und Visualisierung:** Versuch jede abstrakte Figur mit etwas zu verbinden, das du sehr gut kennst oder das eine besondere Bedeutung für dich hat. Vielleicht erkennst du in der Figur eine Person, ein Tier, ein Gemüse – egal was, es hilft dir, dich in der Reproduktionsphase daran zu erinnern.

**Gruppieren:** Gruppiere die Figuren nach geometrischen Ähnlichkeiten, denn einige der 18 Figuren sind sich bestimmt sehr ähnlich. Suche also nach diesen Ähnlichkeiten und teile die Figuren in Gruppen.

**Wiederholung:** Wiederhole die Figuren immer wieder, besonders die wichtigsten oder die, die für dic eine grössere Bedeutung haben. Mit jeder Wiederholung wird es leichter für dich, zu assoziieren, zu visualisieren und zu erinnern. Du wirst dich in der Reproduktionsphase sicherer fühlen.

 **Aufgabenbeispiel zu «Fakten lernen»**

Die Fakten, die du lernen musst, sind Personen und dazugehörige Merkmale. Zum Beispiel:

Abakus           Ca. 50 Jahre alt     Finanzchef          gereizt          Cholesterin

Die Aufgabe dazu kann dann wie folgt lauten:

Der Patient mit Lungenentzündung ist ...

- A) Nervös
- B) Gereizt
- C) Physiker
- D) Alleinstehend
- E) Sportler

Antwort B) ist richtig

**Aufgabenbeispiel zu «Figuren lernen»**

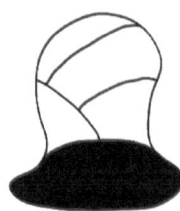

Das ist eine Figur, wie sie dir in der Einprägephase gezeigt wird. Es hilft, wenn du sie mit irgendetwas in Verbindung bringst, das du kennst. Beispielsweise könnte dich diese Figur an einen Zylinder erinnern, der einen schwarzen Rand hat. So kannst du dich später besser daran erinnern.

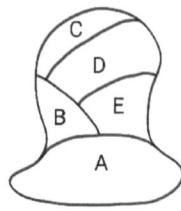

Bei der Wiedergabephase triffst du die Figur schliesslich ohne Farbe, dafür mit Buchstaben in den einzelnen Feldern an. Hier musst du angeben, welcher Teil vorhin schwarz eingefärbt war. ES war also der Zylinder mit schwarzem Rand.

Die Antwort lautet A).

**Aufgaben zu «Fakten lernen» - Einprägephase (6 Minuten)**

| Kelt | Ca. 27 Jahre | Bioinformatiker | lustig | Diabetes Typ2 |
| Konus | Ca. 27. Jahre | Astronaut | pragmatisch | Kopfweh |
| Ventis | Ca. 27 Jahre | Busfahrer | präzis | Alkoholiker |
| | | | | |
| Kripto | Ca. 31 Jahre | Chemiker | irritiert | Kokainsüchtiger |
| Marcela | Ca. 31 Jahre | Astronautin | feministisch | Kopfweh |
| Giovanni | Ca. 31 Jahre | Sekretärin | geizig | Bauchschmerzen |
| | | | | |
| Ventil | Ca. 32 Jahre | Athlet | präzis | paranoid |
| Saklus | Ca. 32 Jahre | Bodybuilder | egozentrisch | Erektionsprobleme |
| Mantil | Ca. 32 Jahre | Medizinstudent | arrogant | Hypochonder |
| | | | | |
| Marta | Ca. 47 Jahre | Agent | verliebt | Skoliose |
| Kuper | Ca. 47 Jahre | Pfarrer | 5 Kinder | Dyslexie |
| Gioma | Ca. 47 Jahre | Übersetzerin | verwitwet | Parkinson |
| | | | | |
| Saklet | Ca. 52 Jahre | Küchenchef | unselbständig | Diabetes Typ 2 |
| Konta | Ca. 52 Jahre | Designer | 4 Kinder | Persönlichkeitsstörung |
| Tilven | Ca. 52 Jahre | Arzt | Single | Hypercholesterinanämie |

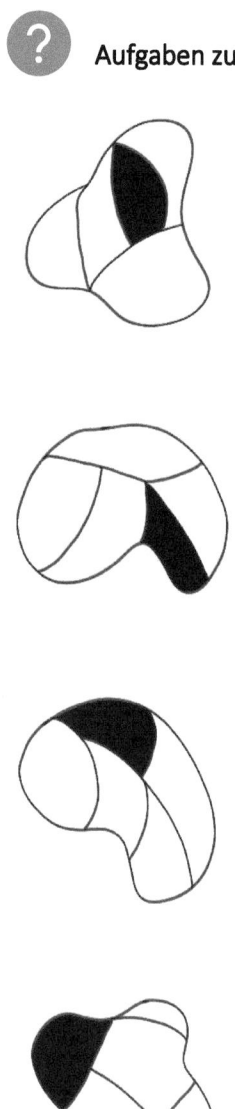
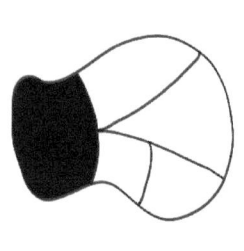
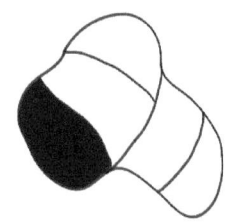
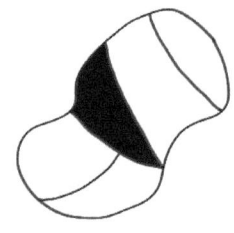
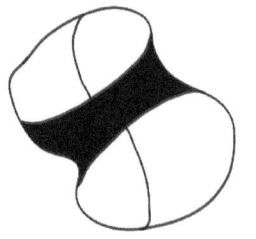
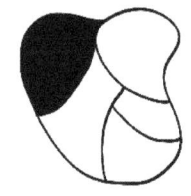
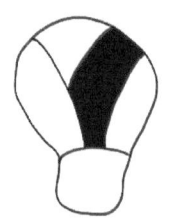
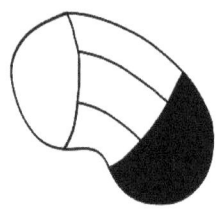
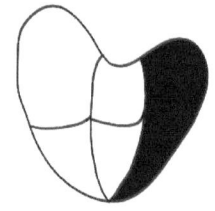
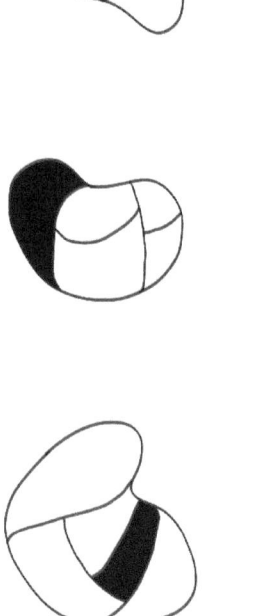
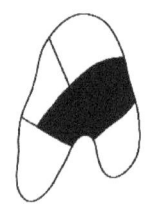
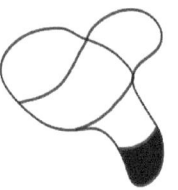
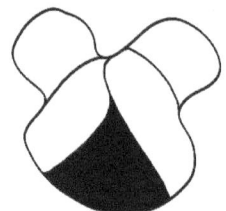
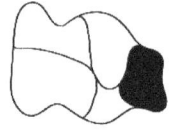

**Wiedergabephase «Fakten lernen» (6 Minuten)**

## Aufgabe 1

Die Person mit Paranoia ist...

    A) ca. 47 Jahre alt.
    B) ca. 32 Jahre alt.
    C) ca. 31 Jahre alt.
    D) ca. 27 Jahre alt
    E) ca. 52 Jahre alt

## Aufgabe 2

Die ca. 31-Jährige leidet an...

    A) Kopfweh
    B) Dyslexie
    C) Hypercholesterinämie
    D) Parkinson
    E) Bauchschmerzen

## Aufgabe 3

Der Agent hat...

    A) Skoliose
    B) Diabetes Typ 2
    C) Diabetes Typ 1
    D) Erektionsprobleme
    E) Dyslexie

## Aufgabe 4

Der egozentrische Patient ist von Beruf

    A) Küchenchef
    B) Busfahrer
    C) Bodybuilder
    D) Medizinstudent
    E) Arzt

## Aufgabe 5

Frau Gioma ist...

- A) Feministin
- B) Sekretärin
- C) Bioinformatikerin
- D) Übersetzerin
- E) Astronautin

## Aufgabe 6

Herr Ventil ist von Beruf...

- A) Athlet
- B) Arzt
- C) Designer
- D) Astronaut
- E) Pfarrer

## Aufgabe 7

Die Patientin mit Parkinson heisst...

- A) Gioma
- B) Tilven
- C) Giovanni
- D) Marcela
- E) Konta

## Aufgabe 8

Herr Kuper hat...

- A) Dyslexie
- B) Persönlichkeitsstörung
- C) Kopfweh
- D) Bauchschmerzen
- E) Diabetes Typ 1

## Aufgabe 9

Frau Marcela ist ...

- A) Ärztin
- B) Chemikerin
- C) Unselbständig
- D) Feminist
- E) Lustig

## Aufgabe 10

Der Patient mit Diabetes Typ 2 heisst

- A) Konus
- B) Ventis
- C) Kripto
- D) Giovanni
- E) Kelt

## Aufgabe 11

Der ca. 52-Jährige ist ...

- A) Verwitwet
- B) Pragmatisch
- C) Geizig
- D) Single
- E) Präzis

## Aufgabe 12

Der Alkoholiker Patient heisst...

- A) Saklet
- B) Saklus
- C) Giovanni
- D) Kelt
- E) Ventis

## Aufgabe 13

Der Designer hat...

- A) 4 Kinder
- B) 5 Kinder
- C) Diabetes Typ 1
- D) Diabetes Typ 2
- E) Persönlichkeitsstörung

## Aufgabe 14

Der Patient mit Persönlichkeitsstörung ist von Beruf...

- A) Astronaut
- B) Arzt
- C) Designer
- D) Athlet
- E) Agent

## Aufgabe 15

Der Single Patient ist...

- A) Arzt
- B) Pfarrer
- C) Chemiker
- D) Feminist
- E) Geizig

## Aufgabe 16

Der kokainsüchtige Patient heisst

- A) Saklet
- B) Konta
- C) Tilven
- D) Giovanni
- E) Kripto

## Aufgabe 17

Der ca. 32-jährige Patient hat

- A) Kopfweh
- B) Erektionsprobleme
- C) Diabetes Typ 2
- D) Bauchschmerzen
- E) Parkinson

## Aufgabe 18

Der Patient mit 5 Kinder leidet an...

- A) Dyslexie
- B) Diabetes Typ 1
- C) Skoliose
- D) Kopfweh
- E) Parkinson

Wiedergabephase «Figuren lernen» (5 Minuten)

### Aufgabe 1
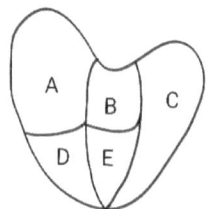

### Aufgabe 2
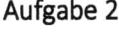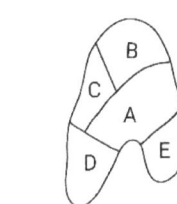

### Aufgabe 3
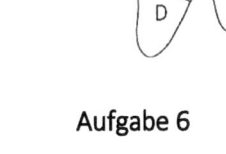

### Aufgabe 4
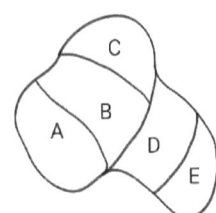

### Aufgabe 5
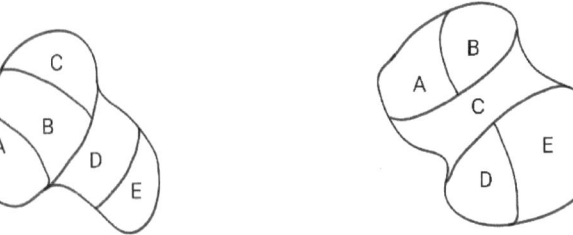

### Aufgabe 6

### Aufgabe 7

### Aufgabe 8
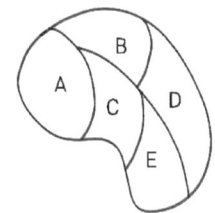

### Aufgabe 9

### Aufgabe 10
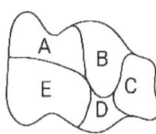

### Aufgabe 11
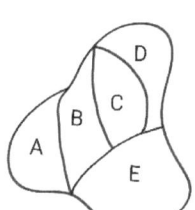

### Aufgabe 12
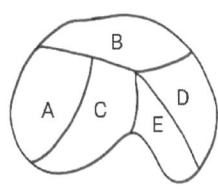

### Aufgabe 13
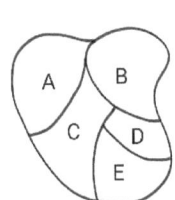

### Aufgabe 14
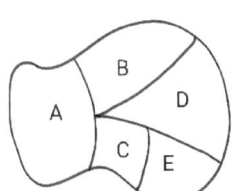

### Aufgabe 15
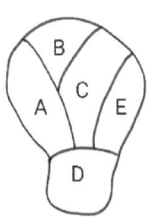

### Aufgabe 16
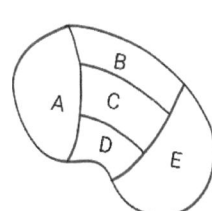

### Aufgabe 17
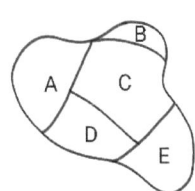

### Aufgabe 18
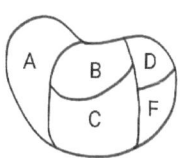

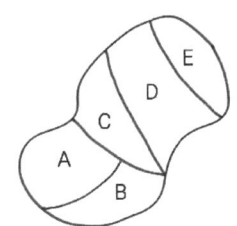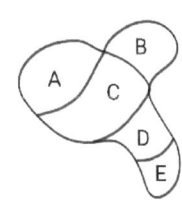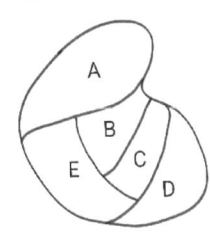

! Lösungen zu «Fakten lernen»

|  | A | B | C | D | E |
|---|---|---|---|---|---|
| Aufgabe 1 | ☐ | ■ | ☐ | ☐ | ☐ |
| Aufgabe 2 | ☐ | ☐ | ☐ | ☐ | ■ |
| Aufgabe 3 | ☐ | ☐ | ☐ | ☐ | ■ |
| Aufgabe 4 | ☐ | ☐ | ■ | ☐ | ☐ |
| Aufgabe 5 | ☐ | ☐ | ☐ | ■ | ☐ |
| Aufgabe 6 | ■ | ☐ | ☐ | ☐ | ☐ |
| Aufgabe 7 | ■ | ☐ | ☐ | ☐ | ☐ |
| Aufgabe 8 | ■ | ☐ | ☐ | ☐ | ☐ |
| Aufgabe 9 | ☐ | ☐ | ☐ | ■ | ☐ |
| Aufgabe 10 | ☐ | ☐ | ☐ | ☐ | ■ |
| Aufgabe 11 | ☐ | ☐ | ☐ | ■ | ☐ |
| Aufgabe 12 | ☐ | ☐ | ☐ | ☐ | ■ |
| Aufgabe 13 | ■ | ☐ | ☐ | ☐ | ☐ |
| Aufgabe 14 | ☐ | ☐ | ■ | ☐ | ☐ |
| Aufgabe 15 | ■ | ☐ | ☐ | ☐ | ☐ |
| Aufgabe 16 | ☐ | ☐ | ☐ | ☐ | ■ |
| Aufgabe 17 | ☐ | ☐ | ☐ | ■ | ☐ |
| Aufgabe 18 | ■ | ☐ | ☐ | ☐ | ☐ |

Lösungen zu «Figuren lernen»

| | A | B | C | D | E |
|---|---|---|---|---|---|
| Aufgabe 1 | ☐ | ☐ | ■ | ☐ | ☐ |
| Aufgabe 2 | ☐ | ☐ | ☐ | ☐ | ■ |
| Aufgabe 3 | ■ | ☐ | ☐ | ☐ | ☐ |
| Aufgabe 4 | ■ | ☐ | ☐ | ☐ | ☐ |
| Aufgabe 5 | ☐ | ☐ | ■ | ☐ | ☐ |
| Aufgabe 6 | ☐ | ■ | ☐ | ☐ | ☐ |
| Aufgabe 7 | ☐ | ☐ | ■ | ☐ | ☐ |
| Aufgabe 8 | ☐ | ☐ | ■ | ☐ | ☐ |
| Aufgabe 9 | ☐ | ☐ | ☐ | ☐ | ■ |
| Aufgabe 10 | ■ | ☐ | ☐ | ☐ | ☐ |
| Aufgabe 11 | ■ | ☐ | ☐ | ☐ | ☐ |
| Aufgabe 12 | ☐ | ☐ | ■ | ☐ | ☐ |
| Aufgabe 13 | ☐ | ☐ | ☐ | ☐ | ■ |
| Aufgabe 14 | ■ | ☐ | ☐ | ☐ | ☐ |
| Aufgabe 15 | ■ | ☐ | ☐ | ☐ | ☐ |
| Aufgabe 16 | ☐ | ☐ | ■ | ☐ | ☐ |
| Aufgabe 17 | ☐ | ☐ | ☐ | ☐ | ■ |
| Aufgabe 18 | ☐ | ☐ | ■ | ☐ | ☐ |

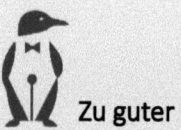 **Zu guter Letzt ein paar wichtige Tipps**

*Wie oft soll ich «Fakten und Figuren lernen» trainieren?*

Du kannst das lernen von Fakten und Figuren gut trainieren, wenn du frühzeitig damit anfängst und es regelmässig tust. Wir empfehlen, dass du zwei bis drei Mal pro Woche übst. Übrigens: Das Training unter den gleichen Ausgangsbedingungen ist sehr wichtig, da man sich nach und nach an die Anforderungen der Prüfung gewöhnt.

*Eile mit Weile*

Wie eben schon erwähnt: es ist sinnvoll, unter jenen Bedingungen zu üben, die auch am EMS herrschen. Das heisst: In der Einpräge- und Reproduktionsphase darfst du dir nicht zu viel Zeit lassen, am besten orientierst du dich an der Vorgabe des EMS. Doch dazwischen, nimm dir ruhig etwas Zeit, warte etwa eine Stunde. Während dieser Zeit liest du am besten einen komplexen naturwissenschaftlichen Text, so wie du auch am EMS in dieser Zeit solche Texte lesen und bearbeiten wirst.

# 7. Textverständnis

Klar, du kannst Texte lesen und auch verstehen. Aber wie sieht es aus, wenn diese Texte komplexe naturwissenschaftliche Themen behandeln und du im Anschluss an die Lektüre Fragen dazu beantworten musst? Unter Zeitdruck? Wahrscheinlich kommt dann deine Textsicherheit ins Wanken.

Mit «Textverständnis» wird deine Fähigkeit geprüft, umfangreiches und komplexes Textmaterial aufzunehmen und zu verarbeiten. Theoretisch brauchst du kein Vorwissen für diesen Test, es schadet aber bestimmt nicht, wenn ein bisschen etwas über naturwissenschaftliche Themen weisst. «Textverständnis» hat noch eine weitere Funktion im Rahmen des EMS: Dieser Test kommt direkt nach der Einprägephase von «Fakten lernen» und «Figuren lernen». Trotz deines Fokus auf die Texte und die dazugehörenden Aufgaben solltest du die vorhin gelernten Fakten und Figuren nicht vergessen. Das erzeugt Stress. Und den gilt es zu händeln.

> *Textverständnis prüft deine Fähigkeit, komplexe und umfangreiche Texte zu verarbeiten.*

In diesem Kapitel lernst du, wie du diesen Teil des EMS erfolgreich bewältigen kannst. Der Untertest «Textverständnis» besteht aus drei Texten mit jeweils 6 Aufgaben dazu. Du hast 45 Minuten Zeit, diesen Test zu bearbeiten.

## Was gibt es für verschiedene Aufgabenformen?

Die Aufgaben im «Textverständnis» sind alle in der gleichen Form aufgebaut: Zuerst kommt ein Text von etwa ein bis zwei Seiten zu einem bestimmten Thema. Danach folgen jeweils sechs Fragen zu diesem Text. In der Regel sind es Fragen danach, ob sich die folgenden Aussagen aus dem Text ableiten lassen oder nicht.

Da die Texte komplex und die darin behandelten Themen für dich neu sind, ist es sinnvoll, bereits beim Lesen strukturiert vorzugehen. Deshalb stellen wir dir im Folgenden verschiedene Bearbeitungsstrategien vor.

## Welche Bearbeitungsstrategien gibt es?

Im Kern ist es das Ziel, dass du den Text liest und verstehst, so dass du die Fragen im Anschluss beantworten kannst. Es gibt verschiedene Lesearten: du kannst den Text einfach scannen und nach spezifischen Wörtern oder Inhalten suchen oder du kannst den Text sehr detailliert und analytisch lesen. In beiden Fällen ist es hilfreich, wenn du den Text strukturierst und gliederst.

### *Strukturiere den Text*

**Zwischentitel:** Gib den Abschnitten Überschriften. So gliederst du den Text in verschiedene Einheiten. Wenn du zur Beantwortung der Fragen auf den Text zurückblättern musst, findest du dich leichter zurecht.

**Randnotizen:** Notiere am Rand einer Passage, was der Kern des jeweiligen Abschnittes ist, was für ein Begriff oder Sachverhalt erklärt wird.

**Markieren:** Mit verschiedenen Farben kannst du verschiedene Aspekte hervorheben. Zum Beispiel kannst du zusammenhängende Themen in derselben Farbe markieren, den Zahlen im Text kannst du eine bestimmte Farbe zuordnen oder Fremdwörtern. Achtung: Markiere nicht zu viel im Text, sonst verlierst du dich wieder und der positive Effekt dieser Strukturierung verliert sich wieder.

**Skizzen:** Manche Themen lassen sich sehr gut bildlich darstellen, bspw. der Prozess der Photosynthese oder der Aufbau einer Zelle. Deshalb nutze das zur Verfügung gestellt Notizpapier für die graphische Darstellung gewisser Inhalte. Ob du schön zeichnen kannst, das ist sekundär. Aber Achtung: Fasse nicht den ganzen Text in einer Skizze zusammen, das bringt kaum etwas. Zudem lohnen sich Skizzen nicht immer. Sie brauchen unter Umständen zu viel Zeit. Achte also darauf, ob es der Aufwand wert ist.

### *Zäume das Pferd von hinten auf*

Du kannst natürlich auch zuerst die Fragen zum Text lesen und danach den Text. So hast du eine Idee, auf welche Stichwörter du besonders achten musst und kannst den Text eher durchscannen als präzise zu lesen.

Vielleicht aber kennst du dich wahnsinnig gut aus in verschiedensten naturwissenschaftlichen Themen: dann kannst du natürlich versuchen, die Fragen direkt zu beantworten. Es kann aber sein, dass dort Antworten zwar richtig sind, weil sie einen Sachverhalt korrekt wiedergeben, es muss aber nicht sein, dass sich diese Antworten tatsächlich aus dem Text ableiten lassen.

**Aufgaben zu «Textverständnis»**

*Text #1*

Die Schilddrüse (Glandula Thyreoidea) ist die grösste reine Hormondrüse im menschlichen Körper. Sie liegt Hals knapp unterhalb des Kehlkopfes an der Vorderwand der Luftröhre. Anatomisch setzt sich die Schilddrüse aus zwei Lappen (Lobus dexter und Lobus sinister) zusammen, die über eine schmale Gewebebrücke (Isthmus glandulae thyroideae) verbunden sind. Die Schilddrüse ist bedeutend für die Entwicklung und den Stoffwechsel, in dem sie mehrere Schilddrüsenhormone, darunter Trijodthyronin (T3), Thyroxin (T4) und Clacitonin produziert. Die Schilddrüse selbst wird im Sinne eines Regelkreises durch das Hypothalamushormon TRH (TSH-Releasing-Hormon) und das aus der Hypophyse stammende TSH (Thryreoidea-stimulierendes Hormon) reguliert.

Bei der Hashimoto-Thyreoiditis ist die Schilddrüse chronisch entzündet, was dazu führt, dass die obenerwähnten Hormone nicht mehr ausreichend produziert werden. Die Ursache der Erkrankung ist nicht abschliessend geklärt, lässt sich aber vermutlich auf eine Autoimmunreaktion zurückzuführen, bei der die Schilddrüse durch einen fehlgeleiteten Immunprozess durch T-Lymphozyten zerstört wird. In einer Nebenreaktion werden mikrosomale Antikörper gegen die Schilddrüsen-Peroxidase sowie Antikörper gegen Thyreoglobulin gebildet. Bei 10 bis 20 Prozent der Patienten werden keine Antikörper gebildet. Fehlende Antikörper schliessen also eine Erkrankung an Hashimoto-Thyreoidits nicht aus. Ebenfalls ist eine genetische Prädisposition wahrscheinlich. Familiär treten gehäuft Fälle auf, die mit HLA-DR3, -DR4 und DR5 verbunden sind. Zudem finden sich in einigen Fällen Mutationen in Genen mit regulatorischer Funktion für die T-Lymphozytenaktivität, zum Beispiel im Gen CTLA-4. Da zudem Frauen häufiger betroffen sind, wird vermutet, dass Östrogene die Krankheitsentstehung begünstigen, währen Progesteron und Testosteron eher protektiv wirken. Des Weiteren ist Hashimoto-Thyreoiditis mit anderen Autoimmunerkrankungen assoziiert. Das kombinierte Auftreten mit Diabetes mellitus Typ I und Morbus Addison wird als autoimmunes polyendokrines Syndrom (APS) bezeichnet.

Hashimoto-Thyreoidits führt auf Dauer zu einer Schilddrüsenunterfunktion (Hypothyreose), wobei sich zu Beginn auch Phasen der Überfunktion zeigen können. Das heisst, insbesondere im Frühstadium zeigt sich die Erkrankung in Form einer asymptomatischen, langsam entwickelnden Struma (Vergrösserung der Schilddrüse). Die Symptome sind vielfältig und schwierig einzuordnen. Zu den typischen Symptomen zählen unter anderem Müdigkeit, Konzentrationsstörungen, depressive Verstimmung, Bradykardie, Gewichtszunahme, sekundäre Amenorrhö, Potenzstörung, Muskelkrämpfe, Hyporeflexie, Myxödem, Haarausfall, Kälteintoleranz, Hypohidrose, trockene Haut.

Die Diagnose von Hashimoto-Thyreoidits wird auf Basis von klinischen und laborchemischen Zeichen einer Hypothyreose (Messung der Konzentration der Schilddrüsenhormone T3 und T4 sowie jene des TSH), dem Antikörpernachweis und der Schilddrüsensonographie (typischerweise zeigt sich die Schilddrüse kleiner als normal und mit einer gleichmässigen, dunklen Struktur) gestellt.

Hashimoto-Thyreoiditis ist derzeit nicht heilbar, muss aber behandelt werden, da sonst langfristige Komplikationen wie Herz-Kreislauf-Erkrankungen auftreten, selten kommt es zu Krampfanfällen, Konzentrations-, Gedächtnis- und Bewusstseinsstörungen bis hin zum Koma. Sehr selten kann es auch zur Entstehung von maglinen Tumoren im Bereich der Schilddrüse kommen.

Führt Hashimoto-Thyreoiditis zu einer Schilddrüsenunterfunktion kann das fehlende Schilddrüsenhormon T4 durch ein Medikament ersetzt werden. Der Wirkstoff ist das künstliche Hormon Levothyroxin oder L-Thyroxin genannt. Lexothyroxin wird im Körper in T3 umgewandelt. So normalisiert das Medikament die Hormonwerte, wodurch die Beschwerden in der Regel verschwinden. Es dauert aber zwei bis drei Monate, bis sich der Hormonspiegel im Körper einpendelt. Das Medikament wird lebenslänglich eingenommen. Manche Mediziner empfehlen zudem die Supplementierung von Selen. Die Studienlage ist jedoch nicht eindeutig und die therapeutische Relevanz muss noch weiter untersucht werden.

## Aufgabe 1

Welche Aussage über die Ursachen von Hashimoto-Thyreoiditis lassen sich aus dem Text ableiten?

I.   Die Erkrankung betrifft nur Frauen, da Östrogene die Krankheitsentstehung begünstigen.
II.  Die T-Lymphozytenaktivität ist bei Personen mit Hashimoto-Thyreoiditis gestört, was zur Zerstörung der Schilddrüse führt.
III. Ursache von Hashimoto-Thyreoidits ist eine Autoimmunreaktion, wobei mikrosomale Antikörper gegn die Schilddrüsen-Peroxidas sowie Antikörper gegen Clacitonin gebildet werden.

A) Nur Aussage I lässt sich ableiten.
B) Aussagen I und II lassen sich ableiten.
C) Nur Aussage II lässt sich ableiten.
D) Aussage II und III lassen sich ableiten.
E) Alle Aussagen lassen sich ableiten.

## Aufgabe 2

Ein Patient leidet unter der typischen Symptomatik von Hashimoto-Thyreoiditis. Des Weiteren wurde bei dem Patienten durch eine sonographische Untersuchung eine verkleinerte Schilddrüse festgestellt, es wurden jedoch keine Antikörper gegen Thyreoglobulin gefunden und er hat auch keine genetische Prädisposition.

I.   Da keine Antikörper gefunden wurden und keine genetische Prädisposition vorliegt, kann ausgeschlossen werden, dass der Patient an Hashimoto-Thyreoiditis erkrankt ist.
II.  Zeigt sich eine Verkleinerung der Schilddrüse ist eindeutig, dass der Patient an Hashimoto-Thyreoiditis erkrankt ist.
III. Für eine Diagnose ist zusätzlich die Messung der Konzentration von T3 und T4.

A) Nur Aussage I ist richtig.
B) Aussage I und II sind richtig.
C) Nur Aussage II ist richtig.
D) Nur Aussage III ist richtig.

E) Keine der Aussagen ist richtig.

## Aufgabe 3

Welche Aussage über die Glandula Thyreoidea lässt sich ableiten.

I. Die Schilddrüse wird durch einen Regelkreis durch das Hypothalamushormon TRH (TSH-Releasing-Hormon) und das aus der Hypophyse stammende TSH (Thryreoidea-stimulierendes Hormon) reguliert.

II. In der Schilddrüse werden die Hormone Trijodthyronin (T3) und Thyroxin (T4) produziert, die wesentlich für den Stoffwechsel im Körper sind.

III. Die Schilddrüse ist die grösste Hormondrüse im menschlichen Körper.

A) Nur Aussage I lässt sich ableiten.
B) Nur Aussage I und II lassen sich ableiten.
C) Nur Aussage III lässt sich ableiten.
D) Alle Aussagen lassen sich ableiten.
E) Keine der Aussagen lässt sich ableiten.

## Aufgabe 4

Welche der folgenden Aussagen zur Therapie von Hashimoto-Thyreoiditis lässt sich ableiten?

I. Bei einer Hypothyreose lässt sich die Erkrankung durch die Verabreichung von Levothyroxin heilen.

II. Levothyroxin wird im Körper in T3 umgewandelt.

III. Um Hashimoto-Thyreoiditis zu therapieren muss über 2 bis 3 Monate Levothyroxin eingenommen werden, danach reicht die Supplementierung von Selen.

A) Nur Aussage I lässt sich ableiten.
B) Nur Aussage II lässt sich ableiten.
C) Aussage I und II lassen sich ableiten.
D) Aussage II und III lassen sich ableiten.
E) Nur Aussage III lässt sich ableiten.

## Aufgabe 5

Welche Aussage zum Krankheitsverlauf lässt sich ableiten?

I.     Hashimoto-Thyreoidits zeigt sich im Frühstadium oft asymptomatisch mit einer Schilddrüsenunterfunktion, die sich später zu einer Überfunktion entwickelt.

II.    Hashimoto-Thyreoiditis führt zu Hypothyreose.

III.   Gewichtszunahme ist ein typisches Symptom von Hashimoto-Thyreoiditis.

A) Nur Aussage I lässt sich ableiten.
B) Aussage I und II lassen sich ableiten.
C) Aussagen I und III lassen sich ableiten.
D) Aussage II und III lassen sich ableiten.
E) Nur Aussage III lässt sich ableiten.

## Aufgabe 6

Welche Aussage zur genetischen Prädisposition lassen sich ableiten?

I.     Frauen sind häufiger betroffen, deshalb wird vermutet, dass Östrogene eine Entstehung von Hashimoto-Thyreoiditis begünstigen.

II.    Mutationen in Genen wie dem CTLA-4 mit einer regulatorischen Funktion für die Aktivität der T-Lymphozyten führen zu Hashimoto-Thyreoiditis.

III.   Hashimoto-Thyreoiditis wird mit anderen Autoimmunerkrankungen in Verbindung gebracht, wie Diabetes mellitus Typ I.

A) Aussage I und II lassen sich ableiten.
B) Nur Aussage II lässt sich ableiten.
C) Aussage II und III lassen sich ableiten.
D) Aussage I und III lassen sich ableiten.
E) Nur Aussage III lässt sich ableiten.

Der Herzschlag entsteht durch das rhythmische Zusammenziehen des Herzmuskels (Systole) und der darauffolgenden kurzen Entspannungsphase (Diastole). Er wird durch elektrische Impulse des Erregungsleitungssystems ausgelöst, die im Sinusknoten entstehen. Der Sinusknoten liegt in der Wand des rechten Vorhofs und leitet die Impulse zum Atrioventrikular-Knoten (AV-Knoten) weiter. Vom AV-Knoten werden die Impulse über das His-Bündel, die Kammerschenkel und die Purkinje-Fasern in die Herzmuskelschicht der Herzkammer weitergeleitet und von Zelle zu Zelle weitergegeben bis das gesamte Myokard (Herzmuskel) erregt ist, was etwa 210 Millisekunden dauert. Dann erfolgt die Kontraktion, also die Systole und das Blut wird aus der Herzkammer ausgetrieben.

Normalerweise erzeugt der Sinusknoten die elektrischen Impulse, doch auch der AV-Knoten ist zu spontaner, automatischer Impulsbildung fähig. Dies kommt nur dann zum Tragen, wenn der Sinusknoten als primärer Schrittmacher ausfällt. Denn die Frequenz des AV-Knotens liegt bei 40 bis 50 Impulsen pro Minute und damit deutlich unter jener des Sinusknotens mit ca. 70 Impulsen pro Minute. Menschen, die Probleme mit dem Sinusknoten haben, bekommen in der Regel einen künstlichen Schrittmacher implantiert. Betroffen sind meist ältere Menschen, insbesondere, wenn sie an einer anderen Herzkrankheit leider, oder solche, die an Diabetes mellitus leiden.

An jeder Stelle des Erregungsleitungssystems kann eine Störung auftreten. Es gibt gefährliche und ungefährliche Herzrhythmusstörungen. Grob werden Herzrhythmusstörungen in Tachykardie (Herz schlägt zu schnell, 100 und mehr Schläge pro Minute) und Bradykardie (Herz schlägt zu langsam, die Herzfrequenz fällt unter 60 Schläge pro Minute) eingeteilt. Ein normaler Ruhepuls eines Erwachsenen beträgt 60 bis 80 Schläge pro Minute, gut trainierte Ausdauersportler kommen mit 40 bis 50 Schlägen pro Minute aus. Bei Belastung erhöht sich die Herzfrequenz auf 160 bis 180 Schläge pro Minute. Mit Arrhyhtmie ist zudem ein unregelmässiger Herzschlag gemeint, der zu schnell (Tachyarrhythmie) oder zu langsam (Bradyarrhythmie) sein kann. Bei der absoluten Arrhythmie ist der Herzschlag im EKG vollkommen regellos. Da dies bei Vorhofflimmern häufig der Fall ist, werden die Begriffe synonym verwendet.

Beim Atrioventrikulären Block (AV-Block) ist die Erregungsleitung zwischen den Vorhöfen und den Herzkammern verzögert oder zweitweise unterbrochen. Das tritt am häufigsten bei älteren Menschen infolge degenerativer Veränderungen des Herzens auf. Bei einem leichten AV-Block ist oft keine Therapie nötig, bei schweren AV-Blöcken wird meist ein Herzschrittmacher notwendig.

Ursachen von Herzrhythmusstörungen können äussere Ursachen haben wie Koffein-, Alkohol- oder Drogenkonsum sowie Aufregung, Angst, Nervosität oder fieberhafte Infektionen. Organische Ursachen können Koronare Herzkrankheiten sein, ein Herzinfarkt, eine Herzmuskelerkrankung oder -entzündung, Herzfehler, Herzklappenfehler, Bluthochdruck (Hyperthonie), ein unausgewogener Elektrolythaushalt (bspw. Kaliummangel), Schilddrüsenüberfunktion oder -unterfunktion.

Symptome bei einem zu langsamen Herzschlag können Übelkeit, Schwindel sowie Schweissausbrüche sein. Weitere Beschwerden sind Müdigkeit, Leistungsschwäche, Benommenheit oder sogar Ohnmacht. Symptome bei zu schnellem Herzschlag fühlt der Patient ein Herzpochen, Herzrasen und Unruhe. Auch Atemnot, Brustschmerzen, Schwindel und Benommenheit oder Bewusstlosigkeit können auftreten.

Diagnostiziert werden Herzrhythmusstörungen durch eine körperliche Untersuchung, durch ein Elektrokardiogramm (EKG), ein Leistungs-EKG und teilweise auch durch einen Herzkatheter. Medikamentös lassen sich Herzrhythmusstörungen mit sogenannten Antiarrhyhtmika behandeln. Je nach Wirkmechanismus werden sie in vier Wirkstoffklassen geteilt: Natriumkanalblocker, Kaliumkanalblocker, Kalziumantagonisten und Betarezeptorblocker. Während die ersten drei Wirkstoffe in den Elektrolythaushalt eingreifen, hemmen Betablocker gewisse Neurotransmitter und vermindern so die Erregbarkeit des Herzmuskels. Unter Antiarrhytmika werden jedoch nur die Medikamente zusammengefasst, die bei tachykarden Störungen eingesetzt werden. Im weiteren Sinn gehören jedoch auch Medikamente, wie Atropin, zur Behandlung von bradykarden Herzrhythmusstörungen dazu. Die Abgabe von Antiarrhythmika ist in erster Linie eine symptomatische Therapie. Ein langfristiger Therapieerfolg wird erst durch die Behandlung der Grunderkrankung erzielt.

**Aufgabe 7**

Ein Mann Mitte 30, der intensiv Laufsport treibt, geht zum Arzt, weil seine Herzfrequenz im Ruhezustand 45 Schläge pro Minute anzeigt und er gelegentlich unter Schwindel leidet. Welche der folgenden Szenarien ist am wahrscheinlichsten?

A) Der Arzt wird ein EKG machen und dem Patienten ein Medikament wie Atropin verschreiben zur Erhöhung des Ruhepulses.

B) Der Arzt wird abklären, ob es sich um einen Atrioventrikulären-Block handelt, da dieser die Erregungsleitung verzögert und zeitweise unterbricht, sprich die Herzfrequenz sinkt.

C) Der Arzt wird den Patienten körperlich Untersuchen, den Herzschlag abhören, aber keine weiteren Massnahmen ergreifen. Der Ruhepuls ist für den Patienten normal.

D) Der Patient leidet an einer Bradyarrhythmie Eine Behandlung mit einem Natriumkanalblocker, Kaliumkanalblocker, Kalziumantagonisten oder Betarezeptorblocker ist notwendig.

E) Die tiefe Herzfrequenz deutet auf einen leichten AV-Blocker, der jedoch keiner Therapie bedarf.

**Aufgabe 8**

Welche der folgenden Aussagen über das Erregungsleitungssystem des Herzes lässt sich aus dem Text nicht ableiten?

A) Fällt der Sinusknoten aus, übernimmt der Atrioventrikular-Knoten dessen Funktion. Eine Behandlung ist vorerst nicht notwendig.

B) Das Erregungsleitungssystem erstreckt sich vom Sinusknoten bis zum Atrioventrikular-Knoten.

C) Die Zeitspanne zwischen Systole und Diastole beträgt in etwa 210 Millisekunden.

D) Die Störungen des Erregungsleitungssystems teilen sich in Tachyarrhythmie und Bradyarrhythmie.

E) Die Ursachen der Erregungsleitungssystems sind organischer Natur.

## Aufgabe 9

Ein 75-jährige Patient, der an Diabetes mellitus leidet, klagt über Übelkeit, Schwindel, Müdigkeit und Leistungsschwäche. Der Arzt wird hellhörig. Welche der folgenden Aussagen trifft zu?

- A) Es ist naheliegend, dass der Patient ein Tachykardie leidet und medikamentös behandelt werden muss.
- B) Übelkeit, Schwindel, Müdigkeit und Leistungsschwäche sind normale Symptome eines Patienten mit Diabetes mellitus.
- C) Eine Schwäche des Sinusknoten ist aufgrund der Vorerkrankung und der Symptome wahrscheinlich.
- D) Der Patient sollte auf seinen Elektrolythaushalt achten, dann wird sich das wieder regeln.
- E) Der Patient leidet mit grosser Wahrscheinlichkeit an einem Atrioventrikulären-Block (AV-Block).

## Aufgabe 10

Welche Aussage über Antiarrhythmika lässt sich nicht aus dem Text ableiten?

- A) Herzrhythmusstörungen werden mit Antiarrhythmika behandelt, die je nach Wirkmechanismus in vier Wirkstoffklassen eingeteilt werden.
- B) Antiarrhythmika greifen in den Elektrolythaushalt ein und helfen so bei Tachykardie und Bradykardie.
- C) Betablocker hemmen gewisse Neurotransmitter, wodurch der Herzmuskel weniger erregbar ist.
- D) Die Behandlung mit Antiarrhythmika ist vor allem eine symptomatische Therapie.
- E) Das Antiarrhythmika Atropin dient der Behandlung von bradykarden Herzrhythmusstörungen dazu.

## Aufgabe 11

Welche der folgenden Aussagen über Herzrhythmusstörungen lässt sich aus dem Text ableiten?

- A) Eine Fehlfunktion der Schilddrüse kann zu Herzrhythmusstörungen führen.
- B) Herzrhythmusstörungen sind immer lebensbedrohlich für den Patienten.
- C) Beim AV-Block ist die Erregungsleitung des Herzes zwischen dem Sinusknoten und dem Atrioventrikulären-Block gestört.
- D) Bei einem AV-Block muss dem Patienten ein Herzschrittmacher implantiert werden.
- E) Kaliummangel in Kombination mit Alkoholkonsum führt zu Herzrhythmusstörungen.

## Aufgabe 12

Welche der folgenden Aussagen über das Herz lässt sich aus dem Text ableiten?

- A) Mit der Diastole wird das Blut aus der Herzkammer getrieben.
- B) Der Sinusknoten liegt in der rechten Wand der Herzkammer.

C) Wenn das gesamte Myokard erregt ist, folgt die Diastole.

D) Der Herzschlag wird durch elektrische Impulse des Erregungsleitungssystems ausgelöst.

E) Eine Herzmuskelentzündung wird mit Antiarrhythmika behandelt.

Als Hämostase wird ein mehrschrittiger Prozess bezeichnet, der den Stillstand einer Blutung mit Hilfe eines Gerinnsels (Thrombus) aus einem besonderen Plasmaprotein (Fibrin) herbeiführt. Die Hämostase kommt durch mehrere Schritte zustande, die einander nicht chronologisch folgen, sondern ineinandergreifen. Dennoch wird die Hämostase in zwei Phasen eingeteilt, in die primäre und die sekundäre Hämostase.

Die primäre Hämostase sorgt nach 1 bis 3 Minuten für die Stillung der Blutung, was jedoch nur eine vorläufige Blutstillung ist, und erfolgt in drei Schritten: Adhäsion, Aktivierung und Aggregation. Bei einer Verletzung werden Proteine wie Prostaglandine, aktiviert, was zur Verengung der Gefässabschnitte vor der Verletzung und damit zur Verlangsamung des Blutstroms in diesem Bereich führt. Im weiteren Verlauf kommt es zur Thrombozytenadhäsion: Sie wird über Glykoproteine vermittelt und sorgt für eine erste, dünne Bedeckung der Wunde. Es folgt die Aktivierung der Thrombozyten, die von ihrer inaktive Linsenform in eine aktive Kugelform mit Pseudopodien wechseln, dank derer sie aneinanderkleben können. Mit der Aktivierung wird ein weiteres Glykoprotein freigesetzt, das den von-Willebrand-Faktor, Fibronektin sowie Fibrinogen bindet und die Thrombozytenaggregation fördert. Die aggregierten Thrombozyten werden zu einem Pfropf, der als weisser Pfropf bezeichnet wird und nicht sehr stabil ist. Er kann weggeschwemmt werden.

Die sekundäre Hämostase ist die eigentliche Blutgerinnung. Sie dauert etwa 6 bis 10 Minuten und führt zur Ausbildung eines festen Fasernetzes aus Fibrin, in das Thrombozyten und Erythrozyten, also rote Blutkörperchen, eingebettet sind – der sogenannte rote Thrombus. Die sekundäre Blutgerinnung wird in ein intrinsisches und ein extrinsisches System unterteilt. Beim extrinsischen System bilden die Gerinnungsfaktoren III (Gewebethromboplastin) und VII (Prokonvertin) einen Komplex, der in seine aktive Form überführt wird, wodurch wiederum Thrombin (Faktor II) gebildet wird. Wenn genug Thrombin gebildet wurde, wird ein Komplex aus den Faktoren IX (Anithämophiliefaktor B) und VIII (Anithämophiliefaktor A) aktiviert, welcher wiederum Faktor X (Stuart-Prower-Faktor) aktiviert. Beim intrinsischen System aktiviert Faktor III Faktor XII (Hageman-Faktor), der seinerseits Faktor XI (Plasma-thromboplastin-antecendent) aktiviert. Faktor VIII und Faktor I (Fibrinogen) bilden den Faktor X aus. Am Ende münden beide Systeme, über die Bildung von Faktor X in die Thrombinbildung (Faktor II). Faktor II spaltet von Faktor I (Fibrinogen) kleine Teile ab, die mit Hilfe des Faktors XIII (fibrinstabilisierender Faktor) miteinander verklebt werden. Dieses Fibrinnetz festigt die aneinandergeklebten Thrombozyten, Erythrozyten vergangen sich in diesem Netz, wodurch der obengenannte rote Thrombus entsteht.

Wird Faktor XII bei einer Person nicht gebildet, hat das keine bedeutende Störung zur Folge, da die Thrombozyten die Hauptrolle bei der Hämostase spielen. Im Gegensatz dazu führt ein Mangel an den Faktoren VIII und IX zur Hämophilie, also zur Bluterkrankheit. Hämophilie A macht etwa 80 Prozent der Fälle aus und betrifft Gerinnungsfaktor VIII, seltener ist die Hämophilie B, die durch den Mangel an Faktor IX entsteht. Zur Dauerbehandlung bekommen Bluter den fehlenden Gerinnungsfaktor gespritzt. Auf der anderen Seite werden mit Gerinnungshemmern kardiovaskuläre Erkrankungen behandelt, die durch verstopfte Gefässe verursacht werden. Gerinnungshemmer lassen sich in zwei Gruppen einteilen. Die Antikoagulanzien und die Thrombozytenaggregationshemmer. Antikoagulanzien wirken auf die Gerinnungsfaktoren, zu ihnen zählen beispielsweise Heparine und Cumarine. Erstere wirken zum einen, indem sie das körpereigene Antithrombin III verstärken und bei der Hemmung des Gerinnungsfaktors X wirken. Sie werden unter anderem prophylaktisch vor oder nach Operationen sowie therapeutisch zur Behandlung von Thrombosen eingesetzt. Ihre Wirkung setzt nach wenigen

Stunden ein. Cumarine hemmen die Gerinnungsfaktoren IX, X, VII und II. Häufig werden sie bei chronischem Vorhofflimmern oder bei Herzklappenersatz eingesetzt. Die Wirkung von Cumarinen tritt verzögert erst nach zwei bis vier Tagen auf. Thrombozytenaggregationshemmer wirken an der als die Antikoagulanzien nicht auf die Gerinnungsfaktoren, sondern auf die Blutplättchen, sprich auf die Thrombozyten. Sie verhindern, dass sie zusammenkleben und werden zur Vorbeugung und Behandlung von Schlaganfällen, Herzinfarkten und anderen Durchblutungsstörungen eingesetzt.

## Aufgabe 13

Welche Aussagen über Thrombin lassen sich aus dem Text ableiten?

I. Thrombin wird im extrinsischen System durch die Aktivierung eines Komplexes gebildet, der aus den Gerinnungsfaktoren III und VII besteht.
II. Bei Personen, die an Hämophilie leiden, wird durch einen Mangel an Faktor IX oder Faktor VIII kein Thrombin ausgebildet.
III. Thrombin spaltet von Faktor I kleine Teile ab, die mit Hilfe des Faktors XIII miteinander verklebt werden.

A) Nur Aussage I lässt sich ableiten.
B) Nur Aussage II lässt sich ableiten.
C) Aussage I und III lassen sich ableiten.
D) Alle Aussagen lassen sich ableiten.
E) Keine der Aussagen lässt sich ableiten.

## Aufgabe 14

Welche Aussage lässt sich über die Bluterkrankheit ableiten?

I. Das Fehlen von Faktor XII ist mit einer Störung der Hämostase verbunden.
II. Das Fehlen des Gerinnungsfaktors VIII betrifft etwa 80 Prozent der Bluter und führt zu Hämophilie B.
III. Hämophilie B wird behandelt, in dem der fehlende Gerinnungsfaktor gespritzt wird.

A) Nur Aussage I lässt sich ableiten.
B) Nur Aussage II lässt sich ableiten.
C) Aussage I und II lassen sich ableiten.
D) Nur Aussage III lässt sich ableiten.
E) Alle Aussagen lassen sich ableiten.

## Aufgabe 15

Welche der folgenden Aussagen über die sekundäre Hämostase lässt sich aus dem Text ableiten?

- I. Die sekundäre Hämostase folgt auf die primäre Hämostase
- II. Am Ende der sekundären Hämostase ist ein Netz aus Fibrin, in das Thrombozyten und Erythrozyten eingebettet sind, erbaut worden.
- III. Im extrinsischen System der sekundären Hämostase aktiviert Faktor III den Faktor II.

- A) Nur Aussage I lässt sich ableiten.
- B) Nur Aussage II lässt sich ableiten.
- C) Nur Aussage III lässt sich ableiten.
- D) Aussagen I und II lassen sich ableiten.
- E) Aussagen II und III lassen sich ableiten.


## Aufgabe 16

Welche Aussage über das intrinsische und extrinsische System lässt sich aus dem Text ableiten?

- I. Das intrinsische und extrinsische System laufen nach der Aktivierung von Faktor X identisch ab.
- II. Ein Fehler beim extrinsischen System, sprich ein Mangel an Faktoren VIII und IX, kann zu Hämophilie führen.
- III. Das intrinsische und das extrinsische System gehörten zur sekundären Hämostase und sorgen dafür, dass der rote Thrombus entsteht.

- A) Nur Aussage I lässt sich ableiten.
- B) Nur Aussage II lässt sich ableiten.
- C) Aussage I und II lassen sich ableiten.
- D) Aussage II und III lassen sich ableiten.
- E) Alle drei Aussagen lassen sich ableiten.


## Aufgabe 17

Welche der folgenden Aussagen über gerinnungshemmende Medikamente lässt sich aus dem Text ableiten?

- I. Thrombozytenaggregationshemmer verhindern die Aktivierung der Thrombozyten.
- II. Mit Gerinnungshemmern werden kardiovaskuläre Erkrankungen behandelt.
- III. Heparine hemmen den Gerinnungsfaktor X und verstärken Antithrombin.

- A) Nur Aussage I lässt sich ableiten.
- B) Nur Aussage I und II lässt sich ableiten.
- C) Die Aussagen II und III lassen sich ableiten.
- D) Die Aussagen I und III lassen sich ableiten.
- E) Nur Aussage III lässt sich ableiten.

**Aufgabe 18**

Welche der folgenden Aussagen über die Gerinnungsfaktoren lässt sich aus dem Text ableiten?

A) Faktor X wird aus einem Komplex aus den Faktoren III und VII aktiviert.
B) Faktor XIII verklebt Fibrinogen, so dass ein Fibrinnetz entsteht.
C) Die Faktoren kommen bei der Hämostase in chronologischer Reihenfolge zum Einsatz.
D) Für die erfolgreiche Blutgerinnung müssen alle Gerinnungsfaktoren aktiviert werden.
E) Bei Patienten mit Hämophilie A fehlt der Gerinnungsfaktor IX.

Lösungen zu «Textverständnis»

| | A | B | C | D | E |
|---|---|---|---|---|---|
| Aufgabe 1 | ☐ | ☐ | ■ | ☐ | ☐ |
| Aufgabe 2 | ☐ | ☐ | ☐ | ■ | ☐ |
| Aufgabe 3 | ☐ | ☐ | ☐ | ■ | ☐ |
| Aufgabe 4 | ☐ | ■ | ☐ | ☐ | ☐ |
| Aufgabe 5 | ☐ | ☐ | ☐ | ■ | ☐ |
| Aufgabe 6 | ☐ | ☐ | ☐ | ■ | ☐ |
| Aufgabe 7 | ☐ | ☐ | ■ | ☐ | ☐ |
| Aufgabe 8 | ☐ | ☐ | ■ | ☐ | ☐ |
| Aufgabe 9 | ☐ | ☐ | ■ | ☐ | ☐ |
| Aufgabe 10 | ☐ | ■ | ☐ | ☐ | ☐ |
| Aufgabe 11 | ■ | ☐ | ☐ | ☐ | ☐ |
| Aufgabe 12 | ☐ | ☐ | ☐ | ■ | ☐ |
| Aufgabe 13 | ☐ | ☐ | ■ | ☐ | ☐ |
| Aufgabe 14 | ☐ | ☐ | ☐ | ■ | ☐ |
| Aufgabe 15 | ☐ | ☐ | ☐ | ■ | ☐ |
| Aufgabe 16 | ☐ | ☐ | ☐ | ☐ | ■ |
| Aufgabe 17 | ☐ | ■ | ☐ | ☐ | ☐ |
| Aufgabe 18 | ☐ | ■ | ☐ | ☐ | ☐ |

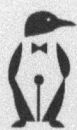 **Zu guter Letzt ein paar wichtige Tipps**

*Wie oft soll ich «Textverständnis» üben?*

Wie oft du «Textverständnis» übst, ist dir überlassen. Sinnvoll ist bestimmt, verschiedene Methoden für die Textbearbeitung auszuprobieren und so festzustellen, welche dir am meisten liegt. Sinnvoll ist es auch, ein paar Texte unter Zeitdruck zu bearbeiten, damit du dich an die Stresssituation gewöhnst.

Im Gegensatz zu den anderen Tests, wie «sorgfältiges und konzentriertes Arbeiten» oder «Schlauchfiguren», kannst du beim Textverständnis durch intensives Training wenig gewinnen.

*Befolge die Tipps von «medizinisch-naturwissenschaftliches Grundverständnis»*

Wie du mittlerweile weisst, sind die Bearbeitungsstrategien für «Textverständnis» und «medizinisch-naturwissenschaftliches Grundverständnis» im Prinzip dieselbe. Entsprechend sind auch unsere Tipps ähnlich. Wirf deshalb nochmals einen Blick auf Kapitel 3.

# 8.   Diagramme und Tabellen

Diagramme und Tabellen spielen eine wichtige Rolle in der wissenschaftlichen Welt. Um das Verständnis experimenteller Daten zu erleichtern und sie besser mit anderen Daten vergleichen zu können, werden sie oft visualisiert. Aus einem Diagramm oder eine Tabelle lassen sich viele Informationen herauslesen. Aus diesem Grund nehmen sie in der medizinischen Ausbildung wie in jedem wissenschaftlichen Bereich einen wichtigen Platz ein. In diesem Kapital lernst du, wie du die nötigen Informationen in einer Tabelle, einem Diagramm und einem Begleittext erhältst.

> Diagramme und Tabellen spielen auch in der Wissenschaft eine wichtige Rolle.

Der Untertest «Diagramme und Tabellen» ähnelt inhaltlich der Aufgabengruppe «Quantitative und formale Probleme». Auch die Struktur ist gleich: Der Test besteht aus 18 voneinander unabhängigen Aufgaben. Du hast 45 Minuten Zeit für die Bearbeitung, also zweieinhalb Minuten pro Aufgabe.

Mit «Diagramme und Tabellen» wird deine Fähigkeit geprüft, dich mit tabellarisch oder bildlich darge-stellten Fakten auseinanderzusetzen und diese korrekt zu analysieren. Theoretisches Fachwissen muss du dafür aber nicht mitbringen.

Während des EMS ist der Untertest «Diagramme und Tabellen» der zweitletzte Test. Danach folgt noch der Teil «Konzentriertes und sorgfältiges Arbeiten.»

## Was gibt es für verschiedene Aufgabenformen?

Die Aufgabentypen bei «Diagramme und Tabellen» sind vielfältig und individuell. Die Aufgaben, die du in diesem Teil arbeiten musst, werden wahrscheinlich aus Studienergebnissen oder wissenschaftlicher Statistik dargestellt. Um die notwendigen Informationen aus dem Diagramm oder der Tabelle zu erhal-ten, wird in der Regel vorab ein Text gestellt, der kurze oder komplexe wissenschaftliche Erklärungen enthält. Die Aufgaben und ihre Lösungswege sind leider nicht vorhersehbar. Doch das Wissen, wie du Diagrammtypen – beispielsweise Säulendiagramme oder Liniendiagramme – sowie Tabellen interpre-tierst, ist aber ausgesprochen hilfreich für diesen Test.

## Was hilft bei der Bearbeitung der Aufgaben?

Für «Diagramme und Tabellen» gilt eine ähnliche Bearbeitungsstrategien wie für «Quantitative und formale Probleme» (siehe Kapitel 5). Zusätzlich zu dem, was du in Kapitel X erfahren hast, kann hier die Aufgabenstellung auch eine Kombination aus mehreren Diagrammen und/oder Tabellen beinhalten. In der Folge findest du einige Tipps, wie du die verschiedenen Aufgaben angehen kannst.

### *Umgang mit einem Diagramm*

Egal wie kompliziert ein Diagramm erscheint, im ersten Schritt solltest du immer bestimmen, welche Parameter sich auf der Abszisse (x-Achse) und welche sich auf der Ordinate (y-Achse) befinden. Die notwendigen Informationen für deinen Lösungsweg findest du darin. In einem zweiten Schritt solltest du die Einheiten, die zu den gegebenen Parametern gehörigen, bestimmen (z.B. für Zeit könnte die Einheit Sekunden oder Minuten geschrieben sein). Im dritten Schritt solltest du darauf achten, wie viele verschiedene Grafiken in der Frage gezeigt werden. So kannst du die Beziehung der Parameter zueinander erörtern und die Antwortoptionen bewerten.

Weil dieser Untertest gegen Ende des EMS stattfindet, bist du möglicherweise etwas müde. Befolgst du diese drei oben genannten Schritte, kannst du aber Flüchtigkeitsfehler reduzieren, die unter Umständen wegen der Müdigkeit entstehen.

Hier sind einige der häufigsten Diagrammtypen, denen du bei der Prüfung begegnen kannst:

**Säulendiagramm:** Wie es der Name schon sagt, werden im Säulendiagramm Mengen mit Säulen dargestellt. In einem Säulendiagramm können Einfach- und Mehrfachdarstellungen gemacht sowie absolute und relative einander gegenübergestellt werden.

**Punktdiagramm:** Das Punktdiagramm wird verwendet, um die Verbindung zwischen numerischen Daten darzustellen. Es werden eine bestimmte Anzahl von Daten (Zahlen) platziert und diese als Punkte in einem Koordinatensystem dargestellt. Solche Diagrammtypen stellen Datensätze dar, die für wissenschaftliche Zwecke verwendet werden.

**Liniendiagramm:** Das Liniendiagramm definiert eine bestimmte Beziehung zwischen Daten. In diesem Diagramm befinden sich die Kategorien auf der horizontalen Achse, während die Werte auf der vertikalen Achse stehen. Dieses Diagramm zeigt, dass es mehr Wert auf den Vergleich von Daten als auf Veränderungen im Laufe der Zeit legt.

**Kreis-/Tortendiagramm:** Diese Diagramme sind sehr ähnlich. Beide zeigen den Anteil eines Wertes am Gesamtbetrag.

**Flächendiagramm:** Flächendiagramme eignen sich, um das Ausmass von Veränderungen über einen bestimmten Zeitraum hervorzuheben. In gestapelten Flächendiagrammen lässt sich auch das Verhältnis der einzelnen Teile zum Ganzen veranschaulichen.

*Umgang mit einer Tabelle*

Im Vergleich zu Diagrammfragen sind Aufgaben mit Tabellen einfacher, da sie immer den gleichen Aufbau haben. Tabellen bestehen aus zwei Komponenten, die vertikal und horizontal sind. Bei Fragen, bei denen mehrere Tabellen erstellt werden, ist darauf zu achten, was in welche Kategorie gehört. Bei der Beantwortung komplexer Fragen ist es vorteilhaft, zuerst den Text der Frage schnell zu lesen und dann die Daten in der Tabelle zu untersuchen.

**Aufgabenbeispiel zu «Diagrammen und Tabellen»**

| Hülsenfrüchte | Calcium | Eisen | Magnesium | Natrium | Zink |
|---|---|---|---|---|---|
| Reis (weiss) | 32 | 0.91 | 28 | 6 | 1.24 |
| Mais | 8 | 3.01 | 141 | 39 | 2.46 |
| Weizen | 33 | 3.67 | 145 | 2 | 3.05 |
| Sojabohnen | 616 | 11.09 | 203 | 47 | 3.09 |

In der Tabelle sind die Mengen einiger Mineralstoffe verschiedener Hülsenfrüchte pro 100 Gramm in Milligramm angegeben. Welche Aussage lässt sich aus den gegebenen Informationen nicht ableiten?

- A) Es ist ideal für einen Patienten mit Magnesiummangel und überschüssigem Natrium in seinem Blut, statt Mais Weizen zu essen.
- B) Der Calciumgehalt von Mais ist höher als der Natriumgehalt von Reis.
- C) Ein Patient mit niedrigem Eisen- und Calciumgehalt im Blut sollte in seinen Mahlzeiten Weizen anstelle von Reis bevorzugen.
- D) Wenn ein Patient, der in einer Mahlzeit 100g Weizen bekommt, diesen Weizen durch Sojabohnen ersetzt, steigt die Zinkaufnahme durch diese Mahlzeit nur wenig.
- E) Die Menge an Calcium, die ein Patient mit 100g Mais pro Tag zu sich nimmt, ist 5-mal höher als die Menge an Natrium, die jemand zu sich nimmt, der die gleiche Menge Sojabohnen zu sich nimmt.

*Lösungsstrategie*

Aussage A: Es ist ideal für einen Patienten mit Magnesiummangel und überschüssigem Natrium in seinem Blut, statt Mais Weizen zu essen.

| | Magnesium | Natrium |
|---|---|---|
| Mais | 141 | 39 |
| Weizen | 145 | 2 |

Aussage B: Der Calciumgehalt von Mais ist höher als der Natriumgehalt von Reis.

| | Calcium | Natrium |
|---|---|---|
| Mais | 8 | |
| Weizen | | 6 |

Aussage C: Ein Patient mit niedrigem Eisen- und Calciumgehalt im Blut sollte in seinen Mahlzeiten Weizen anstelle von Reis bevorzugen.

|  | Eisen | Calcium |
| --- | --- | --- |
| Weizen | 3.67 | 33 |
| Reis | 0.91 | 32 |

Aussage D: Wenn ein Patient, der in einer Mahlzeit 100g Weizen bekommt, diesen Weizen durch Soja-bohnen ersetzt, steigt die Zinkaufnahme durch diese Mahlzeit nur wenig.

|  | Zink |
| --- | --- |
| Weizen | 3.05 |
| Reis | 3.09 |

Aussage E: Die Menge an Calcium, die ein Patient mit 100 g Mais pro Tag zu sich nimmt, ist 5-mal höher als die Menge an Natrium, die jemand zu sich nimmt, der die gleiche Menge Sojabohnen zu sich nimmt.

|  | Calcium | Natrium |
| --- | --- | --- |
| Mais | 8 | 39 |
| Sojabohnen | 0.616 | 47 |

Antwort: Aussage E ist korrekt.

Aufgaben zu «Diagramme und Tabellen»

## Aufgabe 1

Die Konzentrationen der in der folgenden Tabelle angegebenen Substanzen sind in den intrazellulären und extrazellulären Flüssigkeiten angegeben.

| Substanz | Intrazellulär | Extrazellulär |
|---|---|---|
| Natrium | 140 mmol/L | 10 mmol/L |
| Kalium | 4 mmol/L | 140 mmol/L |
| Kalzium (frei) | 2,5 mmol/L | 0,1 µmol/L |
| Magnesium | 1,5 mmol/L | 30 mmol/L |
| Chlorid | 100 mmol/L | 4 mmol/L |
| Bikarbonat | 27 mmol/L | 10 mmol/L |
| Phosphat | 2 mmol/L | 60 mmol/L |
| Glucose | 5,5 mmol/L | 0-1 mmol/L |
| Protein | 2 g/dl | 16 /dl |

Welche der folgenden Aussagen lässt sich aus den gegebenen Informationen ableiten?

- A) Bikarbonat befindet sich ausserhalb der Zelle weniger als innerhalb der Zelle.
- B) Ausserhalb der Zelle kommt weniger häufig als innerhalb der Zelle vor; Kalium, Phosphat, Magnesium und Proteine.
- C) Kalzium ist das am wenigsten vorkommende Substanz in der Zelle.
- D) Die ersten drei Substanzen, die jeweils am häufigsten in der Zelle vorkommen; Kalium, Phosphat und Magnesium.
- E) Die am wenigsten vorkommende Substanz ausserhalb der Zelle ist Magnesium.

## Aufgabe 2

Enzyme sind Substanzen in der Proteinstruktur, die Stoffwechselreaktionen beschleunigen und sie entsprechend den Bedürfnissen der Zelle katalysieren. Einer der Faktoren, die die Geschwindigkeit enzymkatalysierter Reaktionen beeinflussen, ist die Temperatur. Bei einer enzymkatalysierten Reaktion erhöht eine Temperaturerhöhung die Reaktionsgeschwindigkeit. Da es sich bei Enzymen jedoch um proteinstrukturierte Substanzen handelt, kommt es ab einer bestimmten Temperatur (meist 45 °C) zu einer Denaturierung des Enzyms und zu einer Abnahme der Reaktionsgeschwindigkeit.

Welches der folgenden Diagramme beschreibt die Zusammenhänge zwischen Reaktionsgeschwindigkeit und Temperatur bei enzymkatalysierten Reaktionen?

A)

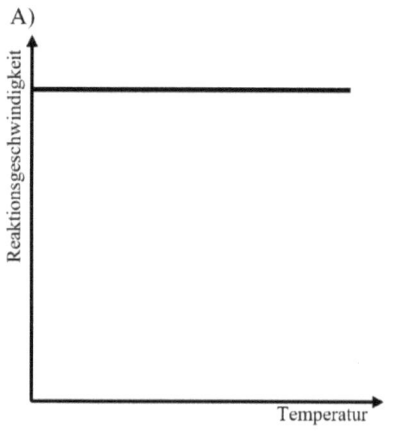

B)

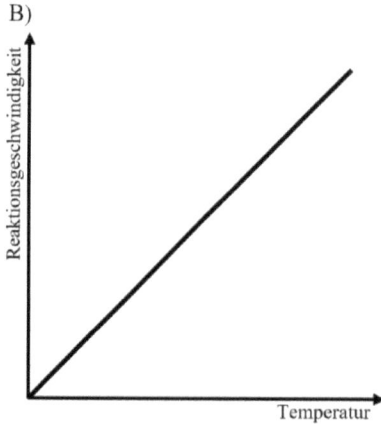

C)

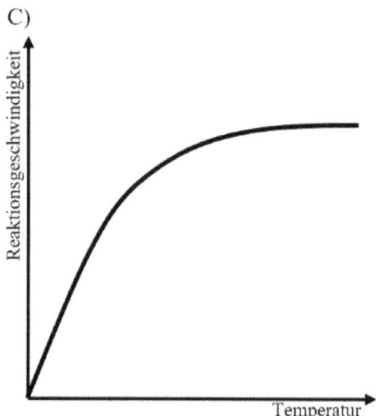

D)

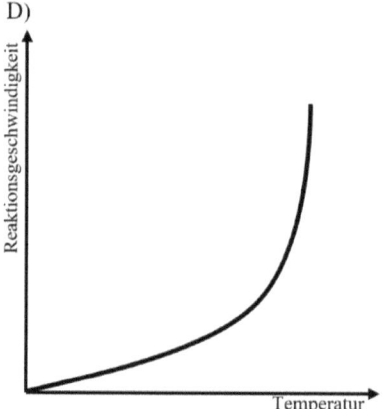

E)

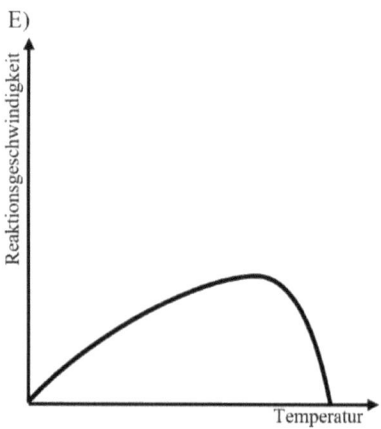

## Aufgabe 3

In der folgenden Grafik ist die prozentuale Verteilung der antibiotikahaltigen Verschreibungen der Hausärzte in der Türkei nach Jahr und Altersgruppe dargestellt.

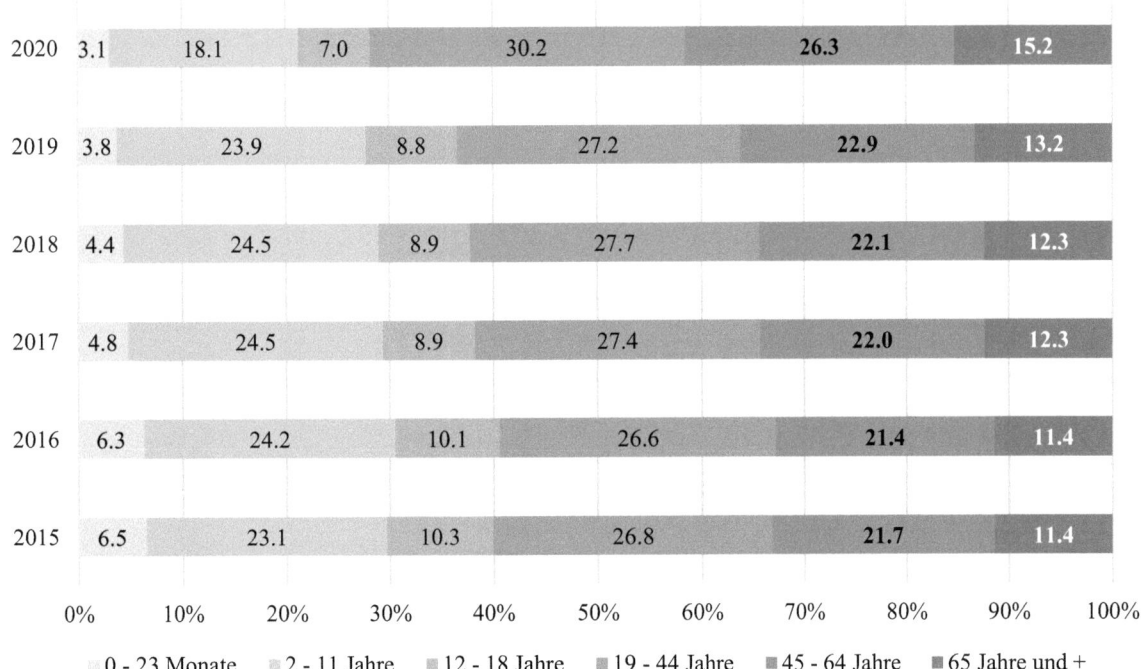

Welche der folgenden Aussagen ist korrekt?

A) Im Jahr 2016 war im Vergleich zum Vorjahr in jeder Altersgruppe ein Rückgang des Antibiotikaverbrauchs zu verzeichnen.

B) Der Antibiotikaverbrauch nimmt in der Altersgruppe der 45- bis 64-Jährigen jedes Jahr zu.

C) Der Einsatz von Antibiotika bei der Behandlung von Krankheiten bei Säuglingen ist von Jahr zu Jahr leicht zurückgegangen.

D) Der niedrigste Antibiotikaverbrauch bei Patienten ab 65 Jahren war 2015.

E) Die Altersgruppe, die im Jahr 2018 die meisten Antibiotika verbraucht, ist die 2- bis 11-Jährige.

**Aufgabe 4**

Die folgende Tabelle zeigt die Flüssigkeitsmenge in den verschiedenen Körperhöhlen.

| Körperhöhle | 24-Stunden-Volumen (cc) | $Na^+$ (mEq/L) | $K^+$ (mEq/L) | $Cl^-$ (mEq/L) | $HCO_3^-$ (mEq/L) |
|---|---|---|---|---|---|
| Speichel | 1000 | 10 | 26 | 10 | 30 |
| Magen | 1000-2000 | 60-90 | 10-30 | 100-130 | 0 |
| Galle | 300-800 | 140 | 5-10 | 100 | 30-40 |
| Pankreas | 600-800 | 140 | 5-10 | 75 | 90-115 |
| Dünndarm | 2000-3000 | 120-140 | 5-10 | 100 | 30-40 |
| Dickdarm | 100-200 | 60 | 30 | 40 | 0 |

Welche der folgenden Aussagen lässt sich aus den gegebenen Informationen nicht ableiten?

- A) Die Menge an $HCO_3$-Ion findet sich vorwiegend in der Pankreas.
- B) Die kleinste Menge an Sekret wird vom Dünndarm produziert.
- C) Die Menge an Ionen kann in einigen Körperhöhlen gleich sein.
- D) Galle enthält weniger K-Ion als Speichel.
- E) Die Menge von Cl-Ion im Dickdarm ist etwa viermal so hoch wie im Speichel.

## Aufgabe 5

Die folgende Grafik zeigt die zeitabhängigen Synthesemengen der an der Reifungsphase (Remodellierung) der Wundheilung beteiligten Komponenten. Das Kollagen ist die wichtigste Komponente, die hauptsächlich für die Festigkeit, Kontinuität, Elastizität und Wiederherstellung der Zugfestigkeit der Wunde verantwortlich ist. Ein essenzielles Protein Fibronektin mit haftenden und elastischen Eigenschaften hilft bei Verletzungen die Blutungen zu stoppen.

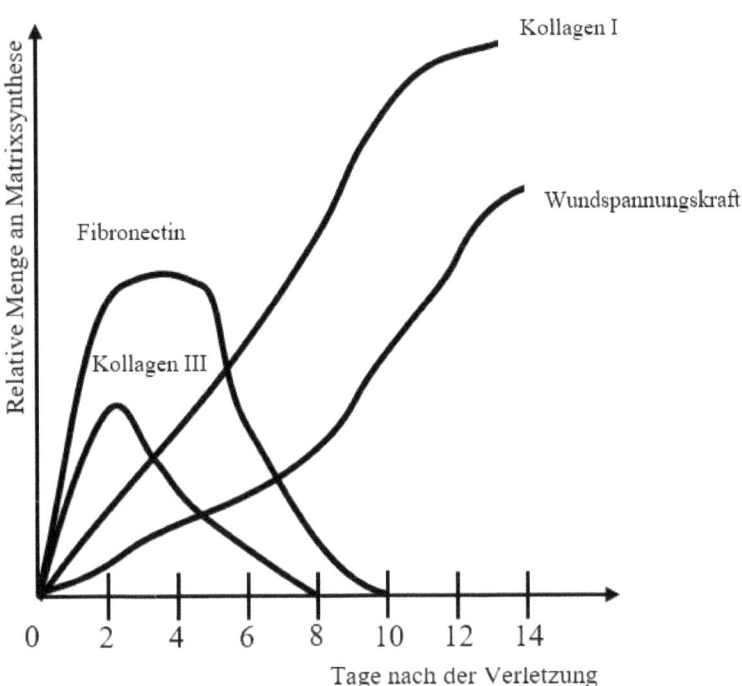

Welche der folgenden Aussagen lässt sich aus den gegebenen Informationen nicht ableiten?

A) Kollagen Typ III wird in den ersten 24 Stunden nach der Verletzung im Körper mehr synthetisiert als Kollagen Typ I.

B) Kollagen Typ I spielt eine effektivere Rolle bei der langfristigen Heilung der Wunde als Typ III.

C) Während des Wundheilungsprozesses enthält die Haut mehr Typ-I-Kollagen als Typ III.

D) Fibronectin wird während der Wundheilung kontinuierlich synthetisiert.

E) Die Menge von Komponenten, die biologisch zum Wundheilungsprozess beitragen, kann an denselben Tagen unterschiedlich sein.

## Aufgabe 6

In der Grafik geht es um die Zahl der Menschen mit Übergewicht und Adipositas ab 15 Jahren im Jahr 2012 in der Schweiz.

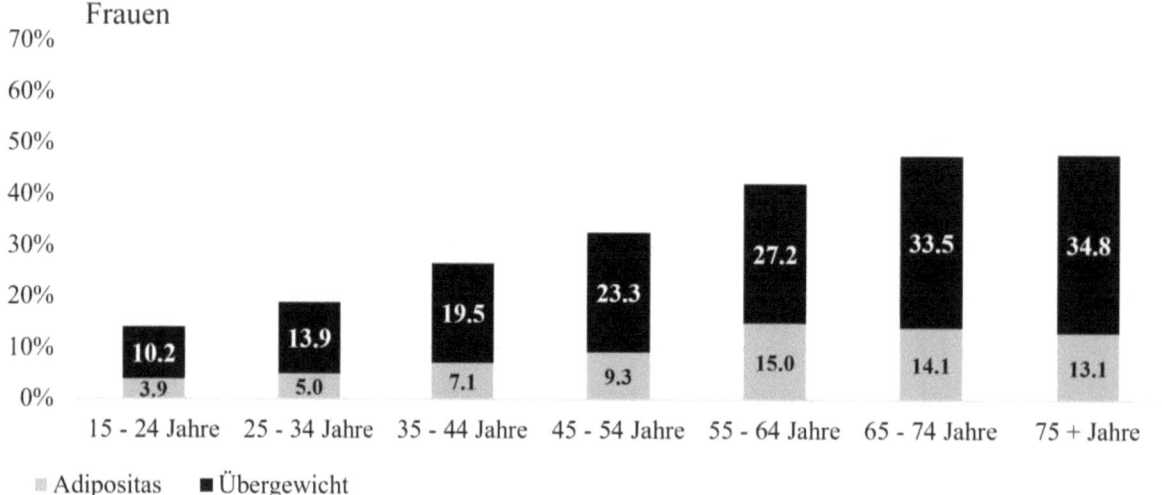

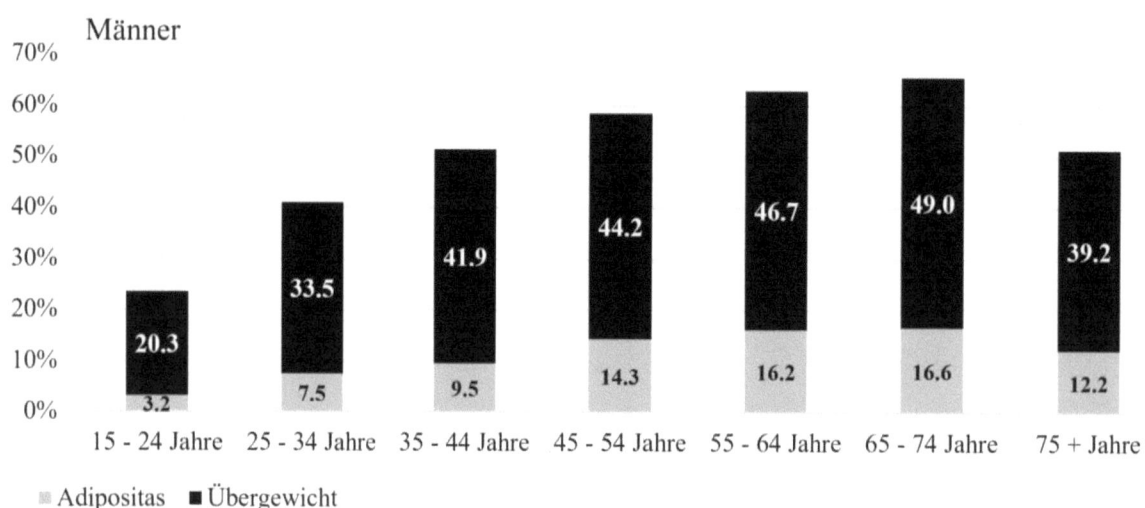

Welche der folgenden Aussagen lässt sich aus den gegebenen Informationen nicht ableiten

A) Am meisten an Übergewicht leiden Männer zwischen 65 und 74 Jahren.

B) Es fällt auf, dass Frauen derselben Altersgruppe weniger als Männer an Übergewicht und Adipositas leiden.

C) An letzter Stelle in Bezug auf Übergewicht und Adipositas stehen die Menschen zwischen 15 und 24 Jahren.

D) Die Männer zwischen 35-44 Jahren haben das Adipositas Problem wie die Frauen, nur weniger ausgeprägt.

E) Bei der ältesten Bevölkerungsgruppe geht der Anteil der Übergewichtigen allerdings wieder zurück.

## Aufgabe 7

Das folgende Diagramm zeigt das Ernährungsbewusstsein im Rahmen der gesundheitsrelevanten Einstellungen und Verhaltensweisen der Wohnbevölkerung ab 15 Jahren in Prozent nach Alter und Bildungsniveau. Diese Statistik umfasst den 25-jährigen Zeitraum zwischen den Jahren 1992 und 2017 in der Schweiz.

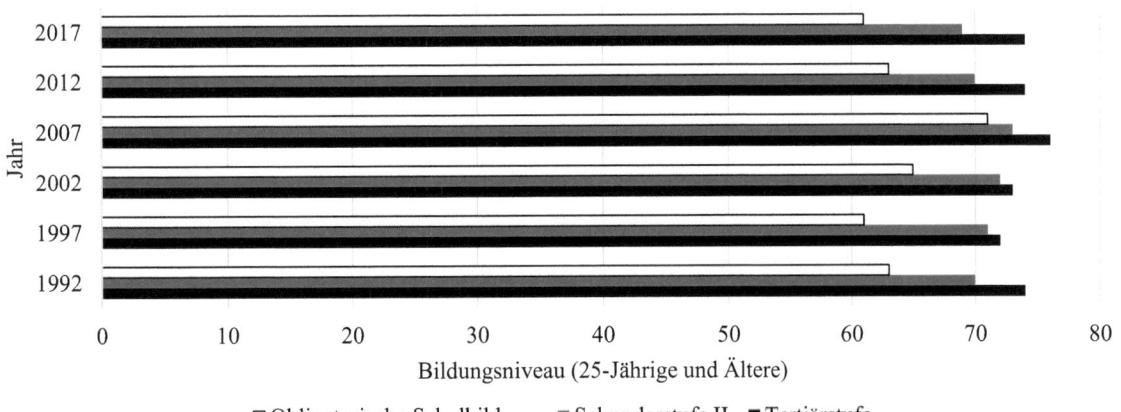

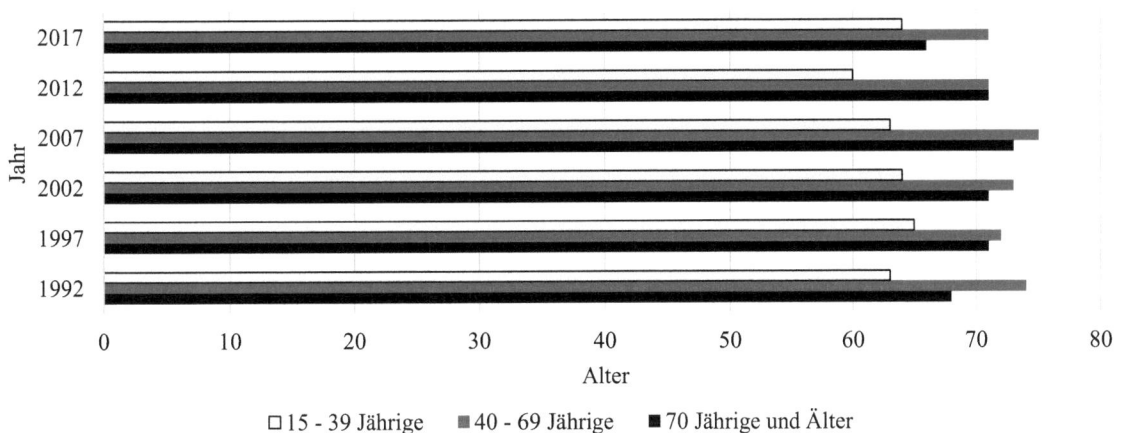

Welche der folgenden Aussagen lässt bzw. lassen sich aus den gegebenen Informationen ableiten?

I)   Mit steigendem Bildungsniveau steigt auch der Ernährungsbewusstseinsgrad.

II)  Im Jahr 2007 war in dem der Ernährungsbewusstseinsgrad in beiden Kategorien am höchsten.

III) Ältere Menschen (ab 70-Jährige) sind bewusster als jüngere Menschen (bis 39-Jährige) an der gesundheitlichen Ernährung.

 

A)  Nur Aussage I lässt sich ableiten

B)  Nur Aussage III lässt sich ableiten

C)  Nur die Aussagen I und III lassen sich ableiten.

D)  Nur die Aussagen II und III lassen sich ableiten.

E)  Alle drei Aussagen lassen sich ableiten.

## Aufgabe 8

Ritalin (Methylphenidat) ist ein verschreibungspflichtiges Medikament zur Behandlung der Symptome der Aufmerksamkeitsdefizit-Hyperaktivitätsstörung (ADHS) und Narkolepsie.

Bei ADHS-Erkrankten liegt ein Mangel an Dopamin im Gehirn vor, einem wichtigen Botenstoff, der für die Informationsübertragung zwischen bestimmten Nervenzellen zuständig ist. Ritalin stimuliert die dopaminhaltigen Nervenverbindungen, so dass die Informationsübertragung zwischen den Nervenzellen wieder hergestellt wird.

Die folgende Grafik zeigt die Diagnosen in Prozent bei Kindern und Jungen im Jahr 2012.

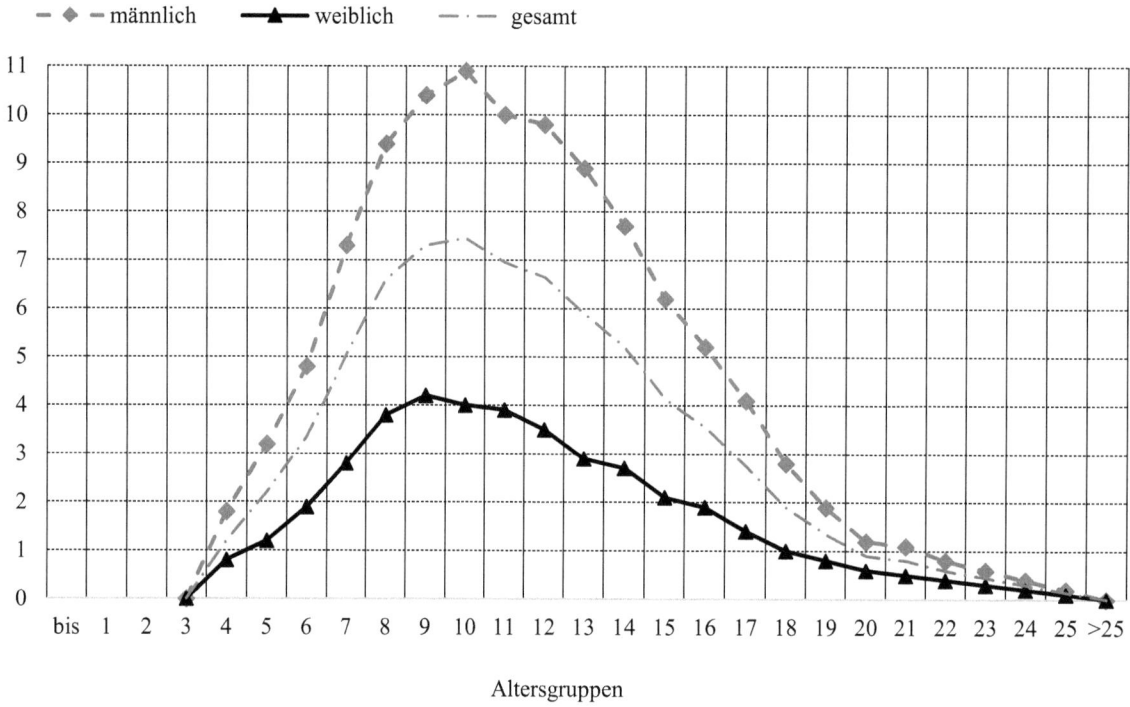

Welche der folgenden Aussagen lässt sich aus den gegebenen Informationen nicht ableiten?

A) Die Anzahl der im Alter von 7 Jahren diagnostizierten Jungen ist doppelt so hoch wie die der gleichaltrigen Mädchen.

B) Die Dopamin-Sekretion ist vor der Pubertät begrenzt.

C) Die Diagnose von ADHS unterscheidet sich je nach Alter.

D) Vor dem 3. Lebensjahr ist es nicht möglich zu diagnostizieren, ob ein Problem beim Informationsübertragung zwischen den Nervenzellen vorliegt.

E) Die ADHS Diagnosen nehmen nach durchschnittlich 10 Jahren ab.


## Aufgabe 9

Wenn ATP in Form von ADP + P verbrannt wird, werden -7300 cal/mol Energie freigesetzt. Moleküle, die mehr Energie aus ATP freisetzen, werden als energiereiche Phosphatverbindungen bezeichnet, und diejenigen, die weniger Energie produzieren, werden als energiearme Phosphatverbindungen bezeichnet. Hochenergetische Phosphate werden bei der Synthese von ATP aus ADP verwendet.

Die folgende Tabelle zeigt die Energiemenge, die von einigen Molekülen mit biochemischer Bedeutung freigesetzt wird.

| Moleküle | ΔG° kcal/mol |
|---|---|
| Phosphoenolpyruvat | -14.8 |
| Carbamoylphosphat | -12.3 |
| 1,3-Biphosphoglycerat | -11.8 |
| Kreatinphosphat | -10.3 |
| **ATP → ADP + P$_1$** | **-7.3** |
| ADP → AMP + P$_1$ | -6.6 |
| Pyrophosphat | -6.6 |
| Glucose-1-Phosphat | -5.0 |
| Fruktose-6-phosphat | -3.8 |
| AMP | -3.4 |
| Glucose-6-phosphat | -3.3 |
| Glycerin-3-phosphat | -2.2 |

Welche der folgenden Aussagen lässt bzw. lassen sich aus der gegebenen Tabelle ableiten?

I) Glucose-6-phosphat und Fructose-6-phosphat können als Beispiele für energiearme Phosphate genannt werden.

II) Die durch Hydrolyse von Kreatinphosphat freigesetzte Energie reicht für die Bildung von ATP aus.

III) Pyrophosphat ist eine geeignete Verbindung für die ATP-Synthese.

A) Nur Aussage I lässt sich ableiten.
B) Nur Aussage II lässt sich ableiten.
C) Nur Aussage III lässt sich ableiten.
D) Nur die Aussagen I und II lassen sich ableiten.
E) Nur die Aussagen II und III lassen sich ableiten.


## Aufgabe 10

Diffusion ist der Stofftransport zwecks eines Konzentrationsausgleichs zwischen unterschiedlichen Stoffen. Im biologischen Prozess können die Stoffe aktiv oder passiv transportiert werden. Im Gegensatz zum passiven Transport ist beim aktiven Transport ein Enzymsystem notwendig (z.B. Natrium-Kalium-Pumpe). Des Weiteren steigt beim passiven Transport die Diffusionsrate mit zunehmender Konzentration der Substanz, während die Diffusionsrate beim aktiven Transport einen Maximalwert erreicht und nicht weiter steigt. Sie ist also begrenzt.

Welches der folgenden Diagramme beschreibt die Zusammenhänge zwischen Transportrate und Stoff-konzentration für aktiven und passiven Transport?

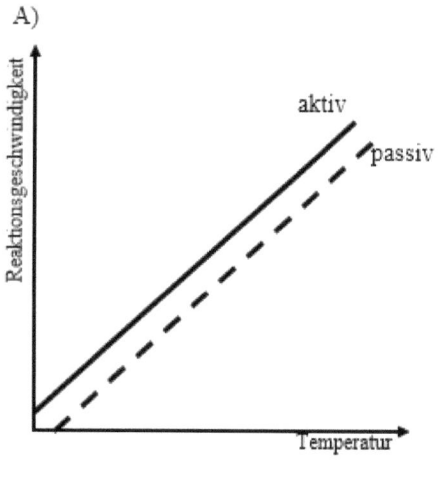

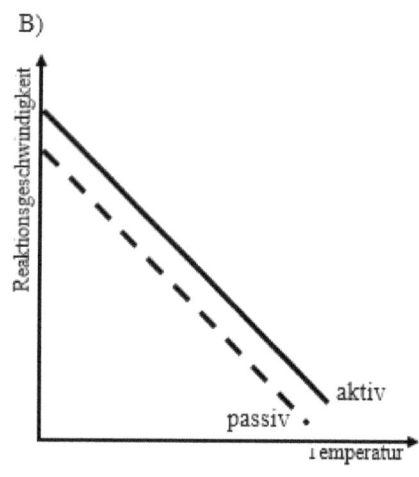

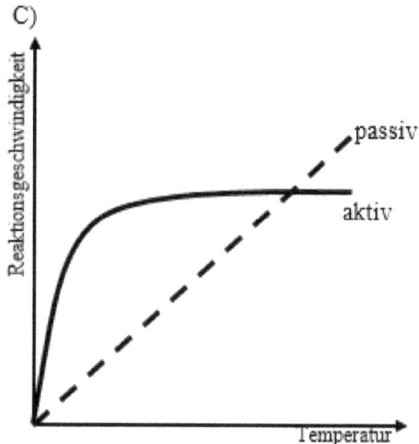

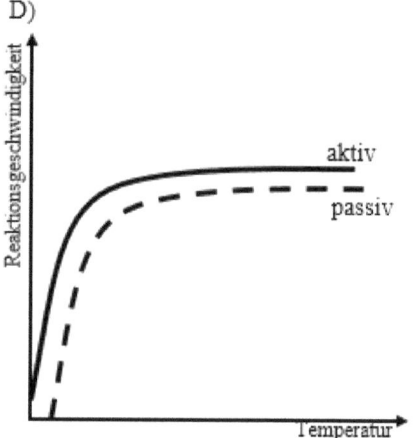

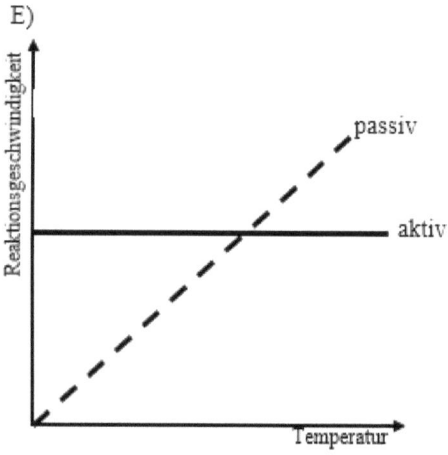

## Aufgabe 11

Glomus carotis tumor (CBT) ist eine seltene Erkrankung, die von Paraganglienzellen des Glomus carotis abstammt. Die Grafik zeigt die Alters- und Geschlechtsverteilung von Patienten mit Karotistumoren von 1995 bis 2015 in Japan.

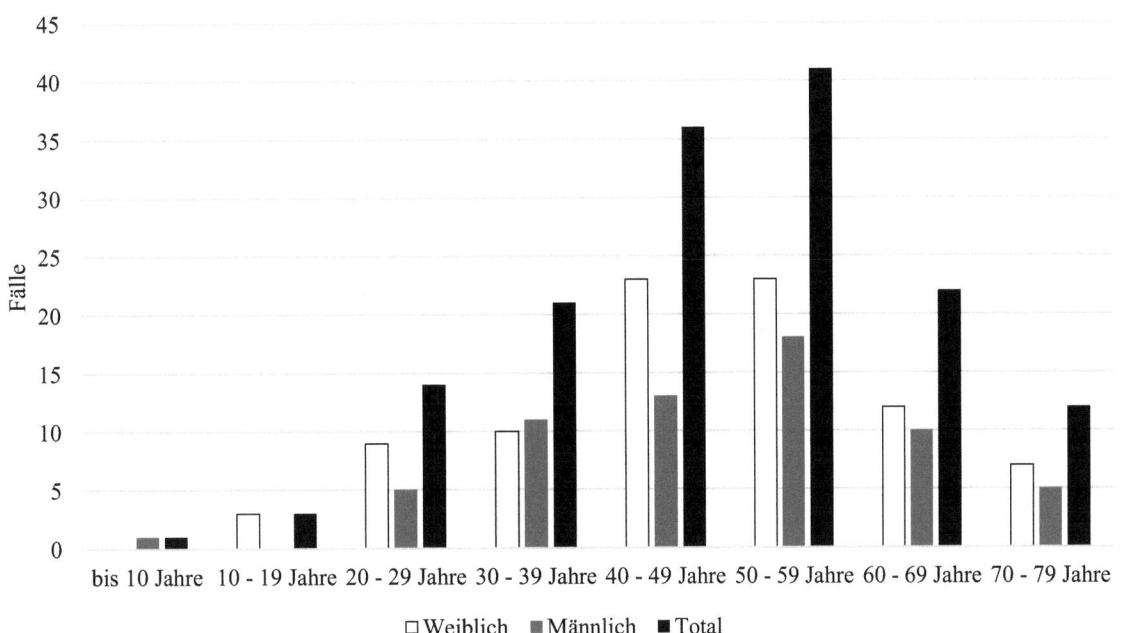

Welche der folgenden Aussagen lässt sich aus den gegebenen Informationen nicht ableiten?

A) Bezüglich des Geschlechts dominierten weibliche Patienten ab 40 Jahren.

B) Die Altersgruppe, die am meisten unter dieser Krankheit leidet, liegt zwischen 40 und 59 Jahren.

C) Diese Erkrankung kann bei Männern und Frauen in allen Altersgruppen beobachtet werden.

D) Die Inzidenz der Erkrankung ist bei männlichen und weiblichen Patienten in den Dreissigern fast gleich.

E) Es ist eine seltene Erkrankung im Kindesalter.

**Aufgabe 12**

Diabetes mellitus ist ein hoher Blutzuckerspiegel und seine Diagnose wird anhand der folgenden 3 Kriterien gestellt:

1. Nüchtern-Plasmaglukose mindestens zweimal mehr als 126 mg/dl (7 mmol/l).
2. Der zu jeder Tageszeit gemessene Blutzucker liegt über 200 mg/dL.
3. Beim oralen Glukosetoleranztest (OGTT) liegt der Blutzucker in der zweiten Stunde über 200 mg/dL.

Um Diabetes mellitus bei einem Patienten zu diagnostizieren, von dem angenommen wird, dass er Diabetes hat, welche der unten angegebenen Grafen sollten die Blutzuckerwerte des Patienten sein?

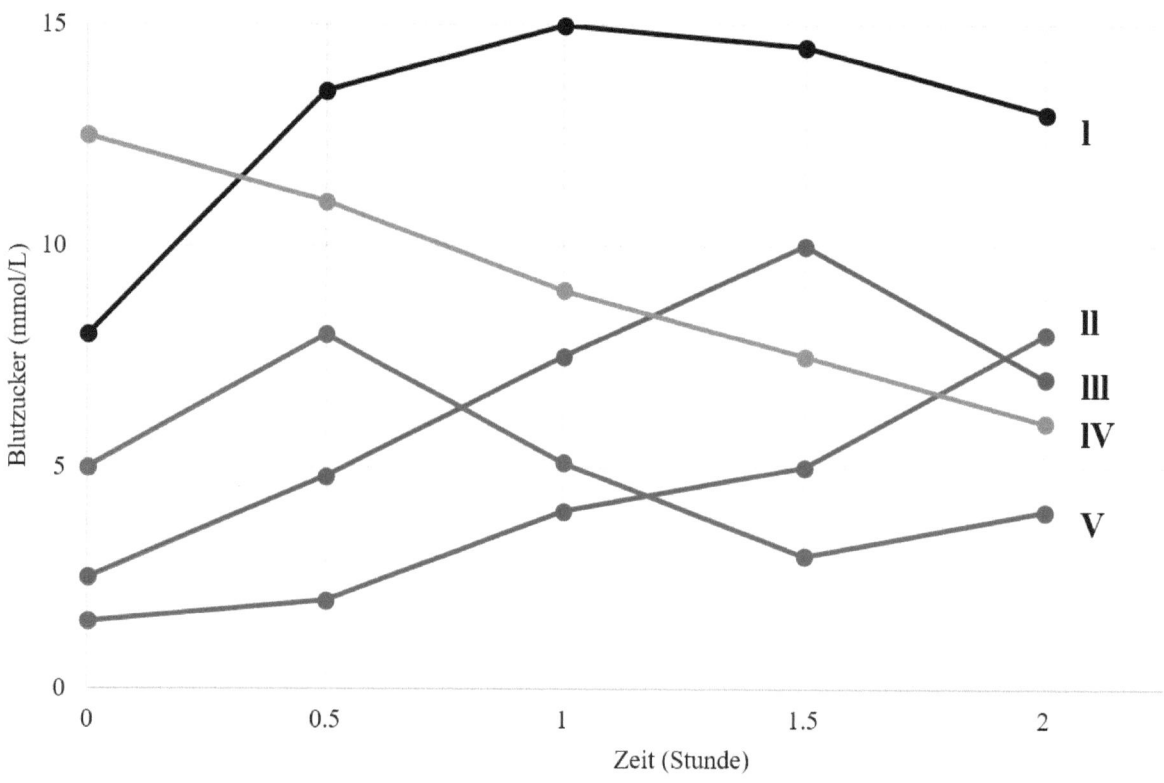

A) I
B) II
C) III
D) IV
E) V

**Aufgabe 13**

Die folgenden Diagramme zeigen die häufigsten Todesursachengruppen in der Schweiz zwischen im Jahr 2014 und im Jahr 1980.

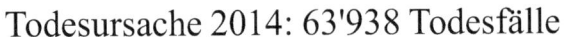
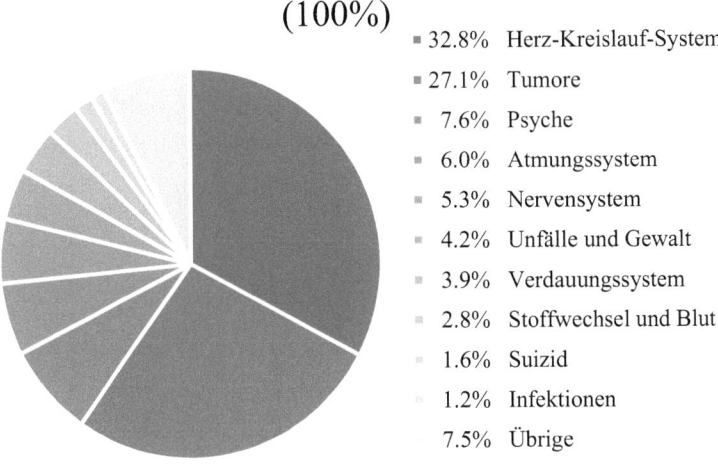

Todesursache 2014: 63'938 Todesfälle (100%)

- 32.8%  Herz-Kreislauf-System
- 27.1%  Tumore
- 7.6%  Psyche
- 6.0%  Atmungssystem
- 5.3%  Nervensystem
- 4.2%  Unfälle und Gewalt
- 3.9%  Verdauungssystem
- 2.8%  Stoffwechsel und Blut
- 1.6%  Suizid
- 1.2%  Infektionen
- 7.5%  Übrige

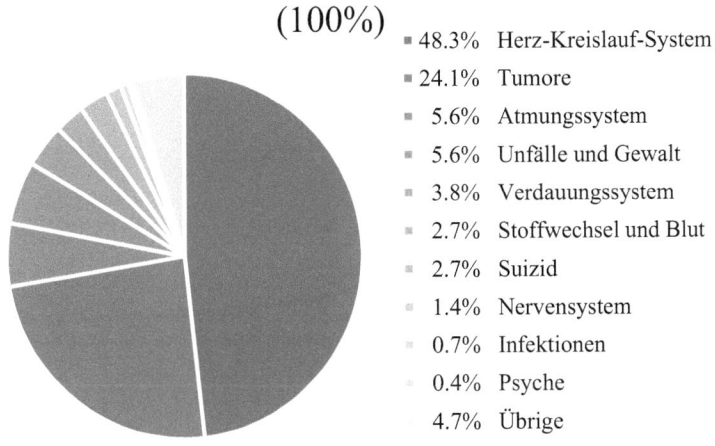

Todesursache 1980: 59'097 Todesfälle (100%)

- 48.3%  Herz-Kreislauf-System
- 24.1%  Tumore
- 5.6%  Atmungssystem
- 5.6%  Unfälle und Gewalt
- 3.8%  Verdauungssystem
- 2.7%  Stoffwechsel und Blut
- 2.7%  Suizid
- 1.4%  Nervensystem
- 0.7%  Infektionen
- 0.4%  Psyche
- 4.7%  Übrige

Welche der folgenden Aussagen lässt sich aus den gegebenen Informationen nicht ableiten?

A) Die Herz-Kreislauf-Erkrankungen ist immer noch häufigste Todesursache, auch wenn die Inzidenz in den Folgejahren abnimmt.

B) Im Jahr 1980 starben mehr als 30 000 Menschen an Suizid.

C) Tumor behielten ihren Platz in der Rangliste als zweithäufigste Todesursache.

D) Todesfälle durch Erkrankungen des Verdauungssystems blieben nahezu gleich.

E) Seit einigen Jahren steigt die Anzahl von Patienten, die an Nervensystemerkrankungen leidet.

**Aufgabe 14**

Damit Medikamente am Wirkort richtig gesammelt werden können, müssen sie eine bestimmte Konzentration im Blut überschreiten. Bei Arzneimitteln wird dieser Schwellenwert als «minimal wirksame Konzentration» (MEC) bezeichnet. Die Medikamente müssen ausreichend lange über diesem Schwellenwert bleiben, bevor wir auf die Wirkung des Arzneimittels warten können. Es ist wünschenswert, dass die Spitzenkonzentration ($c_{max}$) die Schwelle der «minimalen toxischen Konzentration» (MTC), bei der die unerwünschten Wirkungen des Arzneimittels auftreten, nicht überschreiten sollte. Die Zeit bis zum Erreichen der Spitzenkonzentration ($t_{max}$) hängt von der Absorptionsrate des Arzneimittels ab und bestimmt den Wirkungseintritt nach der Arzneimittelverabreichung. Die Fläche unter der Kurve (AUC) ist die Gesamtmenge des Arzneimittels im systemischen Kreislauf, die auf die betroffenen Bereiche verteilt wird, und ist ein Mass für die Gesamtexposition gegenüber dem Arzneimittel während der Verabreichungszeit.

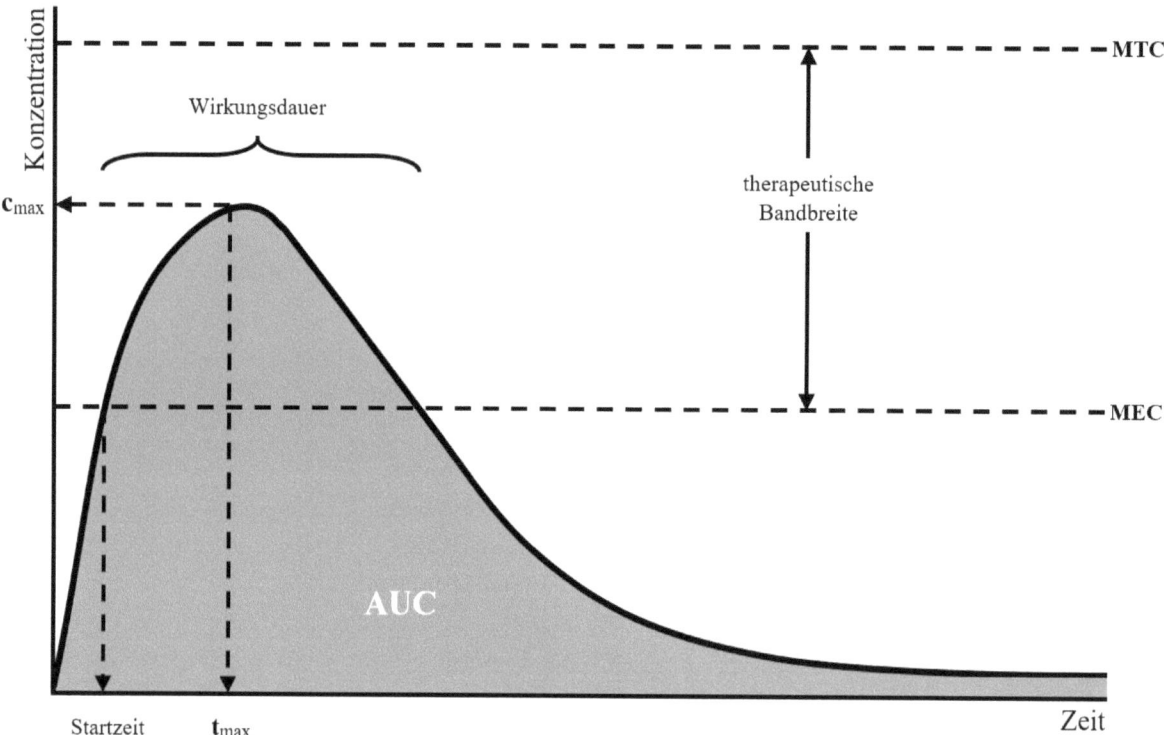

Welche der folgenden Aussagen lässt sich aus den gegebenen Informationen nicht ableiten?

A) Durch die Verwendung des Zeitdiagramms der Arzneimittelkonzentration wird die Halbwertszeit (Eliminationshalbwertszeit) berechnet werden.

B) Ein schneller Anstieg der Spitzenkonzentration ($c_{max}$) kann zu unerwünschten Wirkungen führen.

C) Die Zeit bis zur Spitzenkonzentration ($t_{max}$) bestimmt den Wirkungseintritt nach der Arzneimittelverabreichung.

D) Das Medikament beginnt seine Wirkung sofort nach der ersten Einnahme zu zeigen.

E) Die Fläche unter der Kurve (AUC) ist ein Mass für die gesamte Arzneimittelexposition während der Verabreichungszeit.

## Aufgabe 15

Das Zustandsdiagramm (oder Phasendiagramm) des Kohlenstoffdioxids ist ein Druck-Temperatur Diagramm, aus dem man die Bedingungen ersehen kann, unter denen Kohlenstoffdioxid fest, flüssig oder gasförmig ist.

Der Tripelpunkt ($P_t$) ist der Treffpunkt von drei Kurven. Nur am Tripelpunkt existieren alle drei Phasen (fest, flüssig und gasförmig). Der kritische Punkt ($P_c$) ist ein thermodynamischer Zustand eines Stoffes, der sich durch Angleichen der Dichte von flüssiger und gasförmiger Phase kennzeichnet. Die Unterschiede zwischen beiden Aggregatzuständen hören an diesem Punkt auf zu existieren. Im Phasendiagramm stellt der Punkt das obere Ende der Dampfdruckkurve dar.

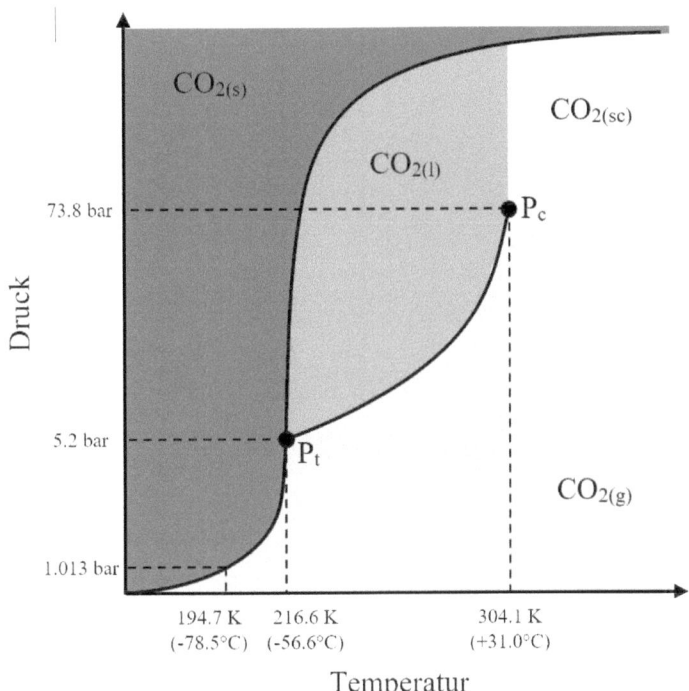

Welche der folgenden Aussagen für Kohlenstoffdioxid-Phasendiagramm ist aus den gegebenen Informationen ableitbar?

I) Irgendein Punkt auf diesen Kurven erfasst eine Temperatur und einen Druck, bei dem Flüssig und Festkörper im Gleichgewicht miteinander existieren können.

II) Flüssiges Kohlenstoffdioxid existiert nur bei Drücken oberhalb von 5,2 bar.

III) Wenn festes Kohlenstoffdioxid bei 1,013 bar erwärmt wird, geht es bei -78,5°C direkt in den Gaszustand über.

A) Nur Aussage I lässt sich ableiten.
B) Nur Aussage II lässt sich ableiten.
C) Nur Aussage III lässt sich ableiten.
D) Nur die Aussagen I und III lassen sich ableiten.
E) Nur die Aussagen II und III lassen sich ableiten.

## Aufgabe 16

Das folgende Diagramm zeigt die tägliche Nährstoff-Aufnahme der Kartoffelknolle im Wachstumsverlauf.

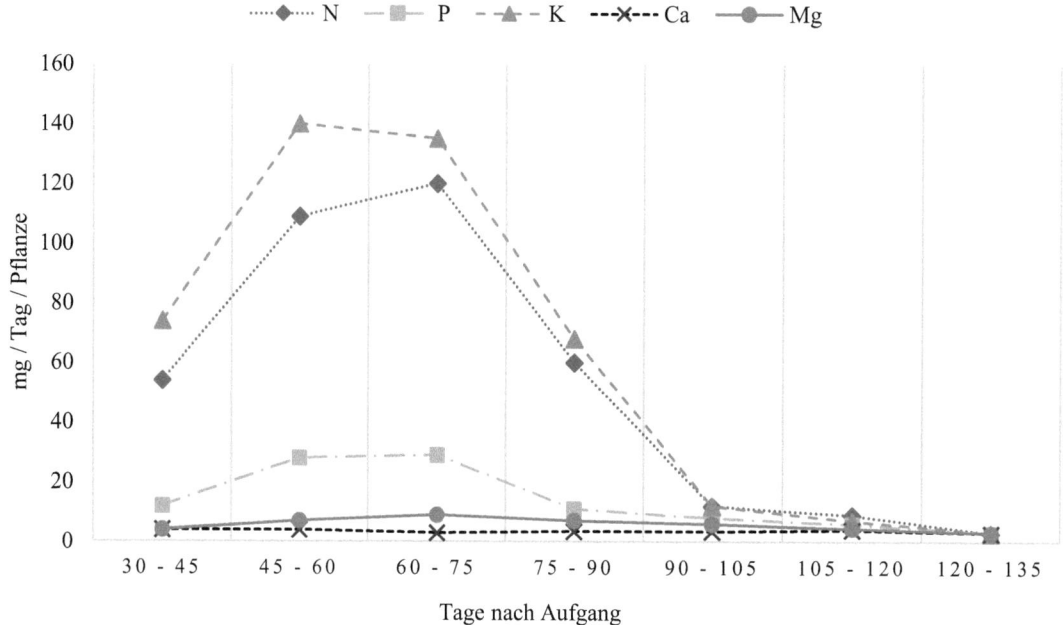

Welche der folgenden Aussagen lässt sich aus den gegebenen Informationen ableiten?

A) Durch den ganzen Wachstumsverlauf wurden es nicht mehr als 30 mg Phosphat (P) pro Tag verabreicht.

B) Stickstoff (N) ist der mengenmässig am meisten benötigte Nährstoff.

C) In frühen Entwicklungsstadien ist Magnesium (mg) ein wichtiger Nährstoff.

D) Die verabreichte Kalziummenge (Ca)variiert im Laufe der Zeit.

E) Kalium (K) ist der zentrale Nährstoff durch drei Monaten in dem Energiehaushalt der Pflanze.

## Aufgabe 17

Die wichtigsten Hormone, die den Tag-Nacht-Rhythmus regulieren, sind das Schlafhormon Melatonin und das Stresshormon Cortisol. Das Diagramm unten zeigt die normale synchrone Beziehung zwischen Schlaf und Tagesaktivität und Cortisol, Melatonin und Körpertemperatur.

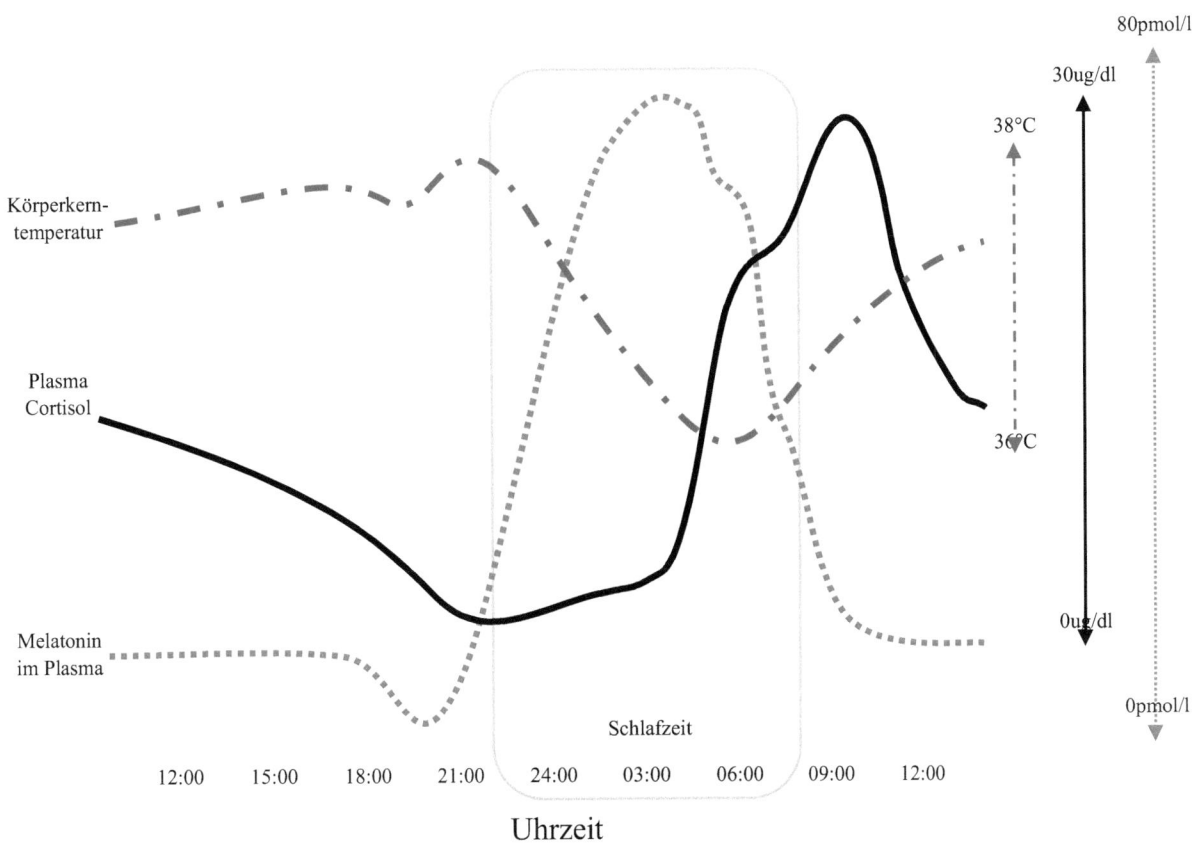

Welche der folgenden Aussagen lässt sich aus den gegebenen Informationen nicht ableiten?

A) Gegen Abend nimmt die Cortisol-Produktion im Körper normalerweise ab.

B) Die Veränderung der Körpertemperatur im Tag wird nur das Gleichgewicht von die Cortisol- und Melatonin-Hormone bestimmt.

C) Während der Mitternacht erhöht sich normalerweise die Melatonin Synthese und die Körpertemperatur sinkt.

D) Während des Tages Zeiten im Sonnenlicht sinkt die Melatonin-Herstellung.

E) Circa drei Stunden vor dem Aufwachen steigt das Cortisol im Blut.

## Aufgabe 18

Vitamin C ist ein wesentliches Vitamin, das nicht vom menschlichen Körper produziert wird. Das klassische Syndrom des Vitamin-C-Mangels ist Skorbut. Typische Symptome von Skorbut sind Zahnfleischbluten, verzögerte Wundheilung und weitverbreitete Blutergüsse. Ausserdem werden bei Skorbut Infektanfälligkeit, Hysterie und Depressionen beobachtet.

Die folgende Grafik zeigt die Vitamin-C-Reserve und die Häufigkeit von Skorbut bei Menschen unterschiedlicher Altersgruppe und mit andersartigen Lebensumständen.

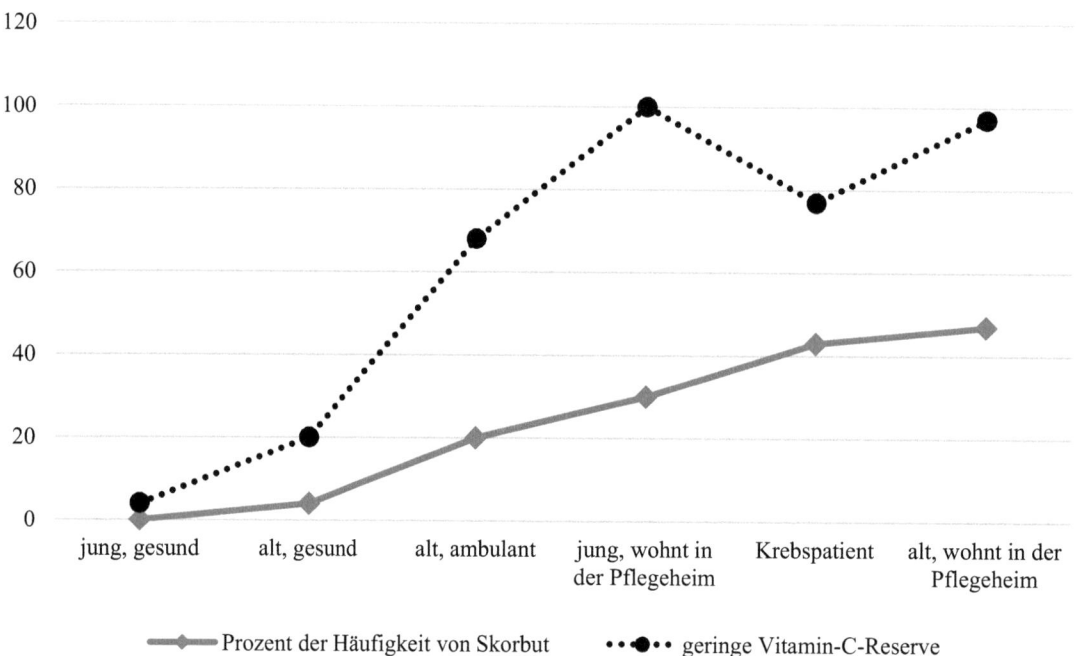

Welche der folgenden Aussagen lässt sich aus den gegebenen Informationen ableiten?

A) Krebs verursacht eine Abnahme der Vitamin-C-Reserven.

B) Die Häufigkeit von Skorbut ist bei Menschen, die in einem Pflegeheim wohnen etwa gleich hoch wie bei einem Krebspatienten.

C) Die Inzidenz von Skorbut bei jungen Menschen ist geringer als bei älteren Menschen.

D) Die Häufigkeit von Skorbut nimmt mit fortschreitendem Alter zu.

E) Ein gesunder älterer Mensch hat mehr Vitamin-C-Reserven als ein gesunder Teenager.

Lösungen zu «Diagramme und Tabellen»

|  | A | B | C | D | E |
|---|---|---|---|---|---|
| Aufgabe 1 | ■ | ☐ | ☐ | ☐ | ☐ |
| Aufgabe 2 | ☐ | ☐ | ☐ | ☐ | ■ |
| Aufgabe 3 | ☐ | ☐ | ■ | ☐ | ☐ |
| Aufgabe 4 | ☐ | ■ | ☐ | ☐ | ☐ |
| Aufgabe 5 | ☐ | ☐ | ☐ | ■ | ☐ |
| Aufgabe 6 | ☐ | ☐ | ☐ | ■ | ☐ |
| Aufgabe 7 | ☐ | ☐ | ■ | ☐ | ☐ |
| Aufgabe 8 | ☐ | ■ | ☐ | ☐ | ☐ |
| Aufgabe 9 | ☐ | ☐ | ☐ | ■ | ☐ |
| Aufgabe 10 | ☐ | ☐ | ■ | ☐ | ☐ |
| Aufgabe 11 | ☐ | ☐ | ■ | ☐ | ☐ |
| Aufgabe 12 | ■ | ☐ | ☐ | ☐ | ☐ |
| Aufgabe 13 | ☐ | ■ | ☐ | ☐ | ☐ |
| Aufgabe 14 | ☐ | ☐ | ☐ | ■ | ☐ |
| Aufgabe 15 | ☐ | ☐ | ☐ | ☐ | ■ |
| Aufgabe 16 | ■ | ☐ | ☐ | ☐ | ☐ |
| Aufgabe 17 | ☐ | ■ | ☐ | ☐ | ☐ |
| Aufgabe 18 | ☐ | ■ | ☐ | ☐ | ☐ |

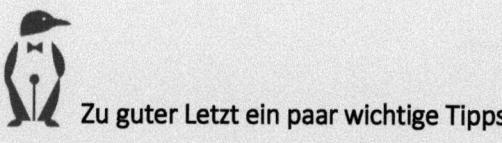 **Zu guter Letzt ein paar wichtige Tipps**

*Wie oft soll ich für «Diagramme und Tabellen» üben?*

Es lohnt sich für den Test «Diagramme und Tabellen» regelmässig zu üben, damit du mit möglichst verschiedenen Aufgabenformen Erfahrungen sammelst und schnell einordnen kannst, was die Charakteristiken der jeweiligen Aufgabe sind.

*Flüchtigkeitsfehler vermeiden*

Die geschriebene Werte in den Fragen können als absolute Werte (Anzahl) oder relative Werte (Prozentwerte) angegeben werden. Du solltest die Fragen sorgfältig lesen, um die Aussagen richtig zu interpretieren. Beispiel: Nadine wiegt im Januar 50 kg und im März 60 kg. In den letzten 2 Monaten hat sie 10 kg zugenommen (Anzahl) oder sie hat 20% ihres ersten Gewichts (Prozent) zugenommen.

Ein weiteres Fehlerpotential liegt in Einheiten. In Aussagen kann eine andere Einheit geschrieben werden als in der Abbildung dargestellt. Beispiel: Während der Siedepunkt von Wasser im Diagramm 100°C beträgt, kann er in Aussagen mit 373°K angegeben werden.

*Vertrau deiner Antwort*

Wenn dir die Zeit ausgeht und du sicher bist, die richtige Antwort gefunden zu haben, fährst du schnell mit der nächsten Aufgabe fort, ohne die anderen Optionen in Betracht zu ziehen.

# 9.   Sorgfältiges und konzentriertes Arbeiten

Wer Medizin studieren will, der weiss: sorgfältiges und konzentriertes Arbeiten ist ein Muss und eigentlich auch kein Problem, wenn man ausgeschlafen und einen frischen Kopf hat. Aber der Untertest «sorgfältiges und konzentriertes Arbeiten» am EMS hat es in sich. Denn er kommt ganz am Schluss, nachdem du schon knapp vier Stunden sorgfältig und konzentriert gearbeitet hast – und das unter enormem Druck.

Der Druck nimmt hier nicht ab: Du bekommst ein A4 Blatt mit ganz vielen Zeichen. Nun ist es deine Aufgabe, in 8 Minuten möglichst viele Zeichen nach einer vorgegebenen Bedingung durchzustreichen. Du musst schnell sein und dennoch präzise. Streichst du ein Zeichen fälschlicherweise durch, gibt es Abzug, vergisst du ein Zeichen durchzustreichen, gibt es ebenfalls Abzug.

 **Was hilft bei der Bearbeitung der Aufgaben?**

Bei diesem Untertest ist Üben das A und O. Dennoch gibt es ein paar Tipps, die dir bei der Bearbeitung helfen.

### *Nutze die Instruktionsphase*

Vor diesem Test gibt es am EMS eine kleine Instruktionsphase, währen der die Aufgabe erklärt wird. Wenn du ausreichend geübt hast, brauchst du diese Erklärungen nicht. Konzentriere dich also schon in dieser Zeit auf die zu kennzeichnenden Symbole und präge sie dir so gut wie möglich in dein visuelles Gedächtnis ein.

### *Zeile für Zeile bearbeiten*

Es scheint logisch, aber unter Stress ist das logische Denken nicht immer einfach: Bearbeite Zeile für Zeile, überspringe nichts, nur weil du in einer anderen Zeile die gefragte Symbolkombination siehst. Es heisst also Eile mit Weile.

### *Übung macht den Meister*

Wenn du den Untertest «sorgfältiges und konzentriertes Arbeiten» ausreichend übst, dann trainierst du den Automatismus. Du kannst schnell erkennen und die Symbole auch schnell und vor allem sauber durchstreichen. Apropos sauber durchstreichen: es ist wichtig, dass du den Strich schön vom unteren linken Eck des Rechtecks zum oberen rechten Eck ziehst – nicht darüber hinaus und auch nicht nur innerhalb des Rechtecks. Die Tests werden maschinell korrigiert. Die Maschine erkennt bei unsorgfältigem Durchstreichen deine Kennzeichnung nicht.

### *Nicht überlegen*

Es klingt paradox, ist aber ein gutes Mittel zum Erfolg. Überlege nicht zu sehr. Du hast dir die Zeichen, die du markieren musst, eingeprägt und kannst dich auf deinen Automatimus verlassen. Leg los und vertrau darauf, dass du richtig markierst.

# Aufgaben zu «Sorgfältiges und konzentriertes Arbeiten»

8 Minuten Bearbeitungszeit. Markiere immer die Zahlenfolge: | 5 | 4 |

Achte auf die exakte Markierung: | 5̸ | 4̸ |  Nicht so: | 5̸ | 4 |

| 1 | 6 4 7 4 4 5 3 5 4 3 4 5 3 5 5 5 4 5 6 5 4 3 4 5 4 5 4 5 4 5 4 5 5 5 4 4 4 4 5 5 5 4 |
| 2 | 5 4 5 4 5 4 5 4 5 4 5 4 4 5 4 5 4 4 5 4 5 5 5 5 5 4 5 4 5 4 5 4 5 4 5 4 5 4 5 4 |
| 3 | 5 4 4 5 4 4 4 4 5 4 5 4 5 5 4 4 5 4 5 4 5 4 5 4 5 4 5 5 5 5 4 4 5 4 5 4 5 4 5 4 5 4 |
| 4 | 4 4 4 5 4 5 4 5 4 5 4 5 4 5 5 5 5 4 4 4 5 5 4 5 4 5 4 5 4 5 4 5 5 5 5 4 4 5 4 5 |
| 5 | 4 4 5 5 4 5 5 5 4 4 4 5 4 5 4 5 4 5 4 5 5 5 4 4 5 4 5 4 5 5 5 5 5 4 4 5 4 5 4 5 4 5 |
| 6 | 4 4 5 4 5 4 5 4 5 4 5 4 4 4 4 5 5 5 5 4 4 4 5 4 5 4 5 4 5 4 5 4 5 5 5 5 4 5 4 5 4 |
| 7 | 5 4 5 4 5 5 5 5 4 4 4 5 5 4 5 4 5 4 5 4 5 5 5 5 5 4 4 4 5 5 4 5 4 5 4 5 4 5 4 5 4 |
| 8 | 5 4 5 5 5 5 4 4 4 5 5 5 4 4 5 5 4 5 4 5 4 5 4 5 5 5 5 4 4 4 5 5 4 5 4 5 4 5 5 5 4 |
| 9 | 5 4 5 5 5 5 4 4 4 4 3 4 5 3 4 5 3 4 5 5 4 5 4 5 3 4 5 3 3 5 4 3 5 4 5 3 4 5 |
| 10 | 3 4 5 3 4 5 3 4 5 4 5 3 4 5 3 4 5 3 4 5 4 4 5 4 3 4 5 4 4 4 5 3 4 5 4 3 4 5 5 4 |
| 11 | 5 3 4 5 3 4 5 3 4 5 4 5 4 5 4 5 4 3 4 3 4 3 4 5 6 4 4 4 4 4 5 4 5 4 3 4 5 3 4 5 |
| 12 | 4 3 4 5 4 5 4 6 4 3 4 5 6 4 3 4 6 5 4 3 4 5 4 3 4 5 4 3 4 5 3 4 6 4 6 4 5 4 4 5 |
| 13 | 5 4 5 4 5 4 5 4 5 5 5 4 4 4 5 4 5 4 5 4 5 5 4 5 4 5 5 5 4 4 4 5 5 5 4 5 4 5 4 5 4 5 |
| 14 | 4 5 5 4 4 4 4 5 5 4 5 4 5 4 5 4 5 4 5 4 5 4 5 4 4 4 4 5 5 4 5 4 5 4 5 4 5 5 5 4 4 5 |
| 15 | 4 4 5 4 5 5 5 5 5 4 4 5 4 5 4 5 4 5 4 5 4 5 4 5 4 4 4 5 5 4 5 4 5 4 5 5 5 4 5 4 5 4 5 4 |
| 16 | 5 4 5 4 5 4 5 4 5 5 5 4 4 4 5 5 4 4 5 4 5 4 5 5 5 5 4 4 5 5 5 4 4 5 4 5 3 4 5 4 4 |
| 17 | 5 5 5 5 5 4 4 4 5 5 4 4 4 5 4 5 5 5 5 4 4 4 4 5 5 4 5 4 5 5 5 4 5 4 5 4 5 4 4 4 4 |
| 18 | 4 4 4 4 5 5 5 5 4 4 4 5 5 4 5 4 3 3 3 5 4 3 4 3 5 3 4 3 5 3 4 5 3 4 5 3 4 3 4 5 |
| 19 | 3 3 4 5 3 4 4 5 5 4 5 4 3 4 5 3 4 5 3 4 5 3 4 5 3 4 5 3 4 5 5 4 4 5 4 3 4 5 3 4 5 5 4 |
| 20 | 5 5 4 4 5 4 4 3 3 4 4 4 3 4 5 4 4 5 4 5 4 3 3 4 5 5 4 4 5 4 4 5 3 4 5 4 4 4 4 5 3 |
| 21 | 3 4 3 4 5 4 6 5 4 5 6 4 5 4 5 4 5 4 5 6 3 3 3 4 3 4 5 3 4 5 3 4 5 3 5 4 5 3 4 5 |
| 22 | 5 5 5 5 5 4 4 3 3 3 4 4 3 4 5 4 4 5 3 4 5 3 4 5 4 5 3 3 5 4 5 3 4 5 3 4 5 4 3 |
| 23 | 4 5 3 4 5 4 5 4 5 4 5 5 5 5 4 4 3 3 3 4 5 4 5 3 4 5 3 4 5 3 4 5 4 5 4 3 4 5 3 4 |
| 24 | 5 4 3 4 5 4 5 4 5 4 3 4 3 4 3 4 3 4 5 6 4 5 6 4 4 3 5 6 5 6 5 4 5 4 3 4 5 4 5 6 |
| 25 | 3 4 5 4 5 4 5 4 3 3 3 3 4 5 4 3 4 5 5 4 5 4 3 4 5 4 3 4 5 4 6 4 3 4 5 3 3 4 5 6 4 |
| 26 | 4 4 3 4 5 6 4 5 3 4 5 6 4 4 3 4 5 6 4 4 5 3 5 6 4 5 3 4 5 3 4 3 4 5 6 4 5 4 3 4 |
| 27 | 5 6 4 3 4 5 6 4 3 4 5 6 4 5 3 3 5 3 5 3 5 4 5 4 5 3 4 5 4 3 4 5 4 6 4 3 4 5 3 4 |
| 28 | 5 5 5 5 3 4 5 5 5 4 4 4 4 3 4 4 5 4 3 4 5 4 3 4 3 4 5 4 4 5 5 4 5 4 3 4 5 4 5 5 |
| 29 | 5 5 5 4 4 3 4 5 3 6 5 4 3 4 5 3 4 5 6 4 3 4 5 4 6 4 5 4 5 4 4 5 6 7 3 4 5 4 5 4 |
| 30 | 4 4 4 5 5 4 4 3 3 4 5 5 4 3 4 5 4 3 4 3 3 4 5 3 2 3 4 2 4 3 5 4 4 5 4 3 4 5 5 |
| 31 | 3 4 5 4 3 4 5 4 3 4 5 6 4 5 3 4 5 6 4 5 3 4 5 6 4 4 5 6 4 5 6 4 5 6 4 5 6 4 5 6 |
| 32 | 3 4 5 6 4 5 6 4 5 4 6 5 6 3 4 5 4 5 6 3 4 5 6 5 4 6 3 4 5 6 4 5 4 5 6 3 4 5 3 5 |
| 33 | 3 4 5 6 4 5 3 4 5 6 4 5 3 4 5 6 4 3 4 3 5 3 4 5 6 4 5 3 4 5 6 3 4 5 6 4 5 3 4 5 |
| 34 | 6 4 3 4 5 6 4 3 4 5 6 5 4 5 4 3 4 5 6 4 5 6 3 4 5 6 4 3 4 6 4 5 4 3 4 5 6 4 5 3 |
| 35 | 6 4 5 3 6 4 5 4 6 5 4 6 4 5 3 5 4 6 2 4 5 4 4 4 6 5 4 3 6 5 4 6 6 3 5 3 5 4 5 6 |
| 36 | 4 5 5 4 3 4 5 4 5 4 5 6 5 6 3 4 5 6 4 6 4 5 6 3 5 4 5 4 5 6 5 6 5 6 5 6 3 4 5 |
| 37 | 6 5 4 5 4 4 5 5 4 5 3 4 4 3 6 6 6 6 6 4 4 4 3 4 5 4 4 3 4 3 3 5 5 5 5 3 4 3 5 4 5 |
| 38 | 4 3 4 5 4 5 4 5 6 6 5 6 5 6 5 6 4 5 6 4 5 6 5 4 5 6 5 4 5 6 4 5 6 5 5 4 4 5 6 5 |
| 39 | 4 5 6 5 4 5 6 4 3 4 5 6 4 5 4 5 4 4 4 5 5 4 5 6 5 4 3 4 5 6 5 4 5 6 3 4 5 6 4 |
| 40 | 5 5 4 5 6 5 4 3 4 5 6 4 5 3 4 5 6 4 3 4 5 4 5 4 5 5 5 5 6 6 6 5 4 3 4 5 6 5 6 4 5 |

113

Lösung zu «Sorgfältiges und konzentriertes Arbeiten»

| 1 | 6 4 7 4 4 5 3 5 4 3 4 5 3 5 5 5 4 5 6 5 4 3 4 5 4 5 4 5 4 5 5 5 4 4 4 5 5 5 4 |
| 2 | 5 4 5 4 5 4 5 4 5 4 5 4 4 5 4 5 4 4 5 4 5 5 5 5 5 4 5 4 5 4 5 4 5 4 5 4 5 4 5 4 5 4 |
| 3 | 5 4 4 5 4 4 4 4 5 4 5 4 5 5 4 4 5 4 5 4 5 4 5 4 5 5 5 5 5 4 4 5 4 5 4 5 4 5 4 5 4 5 4 |
| 4 | 4 4 4 5 4 5 4 5 4 5 4 5 4 5 5 5 5 4 4 4 5 5 4 5 4 5 4 5 4 5 4 5 5 5 5 4 4 5 4 5 |
| 5 | 4 4 5 4 5 4 5 5 5 4 4 5 4 5 4 5 4 5 4 5 5 5 5 4 4 5 4 5 4 5 5 5 5 5 4 4 5 4 5 4 5 5 4 |
| 6 | 4 4 5 4 5 4 5 4 5 4 5 4 4 4 4 5 5 5 5 4 4 4 5 4 5 4 5 4 5 4 5 4 5 5 5 5 4 5 4 5 4 |
| 7 | 5 4 5 4 5 5 5 5 4 4 4 5 5 4 5 4 5 4 5 5 5 5 5 4 4 4 4 5 5 4 5 4 5 4 5 4 5 4 5 4 |
| 8 | 5 4 5 5 5 5 4 4 4 5 5 5 4 5 4 4 5 4 5 4 5 4 5 4 5 5 5 5 4 4 4 5 5 4 5 4 5 4 5 5 4 5 5 5 4 |
| 9 | 5 4 5 5 5 5 4 4 4 4 4 3 4 5 3 4 5 3 4 5 5 4 5 4 5 3 4 5 3 3 5 4 3 5 4 5 5 3 4 5 |
| 10 | 3 4 5 3 4 5 3 4 5 4 5 3 4 5 3 4 5 3 4 5 4 4 5 4 5 3 4 5 4 4 5 3 4 5 4 3 4 5 5 4 |
| 11 | 5 3 4 5 3 4 5 3 4 5 4 5 4 5 4 5 4 3 4 3 4 3 4 5 6 4 4 4 4 5 4 5 4 5 4 3 4 5 3 4 5 |
| 12 | 4 3 4 5 4 5 4 6 4 3 4 5 6 4 3 4 6 5 4 3 4 5 4 3 4 5 4 3 4 5 3 4 6 4 6 4 5 4 4 5 |
| 13 | 5 4 5 4 5 4 5 4 5 5 5 4 4 4 5 4 5 4 5 5 4 5 5 5 5 4 4 4 5 5 5 4 5 4 5 4 5 4 5 4 5 |
| 14 | 4 5 5 4 4 4 4 5 5 4 5 4 5 4 5 4 5 4 5 4 5 4 5 4 4 4 4 5 5 4 5 4 5 4 5 4 5 5 5 4 4 5 |
| 15 | 4 4 5 4 5 5 5 5 5 4 4 5 4 5 4 5 4 5 4 5 4 5 4 5 4 4 4 5 5 4 5 4 5 5 5 4 5 4 5 4 5 4 |
| 16 | 5 4 5 4 5 4 5 4 5 5 5 4 4 4 5 5 4 4 5 4 5 5 5 5 4 4 4 5 5 4 4 5 4 5 4 5 3 4 5 4 4 |
| 17 | 5 5 5 5 5 4 4 4 5 5 4 4 4 5 4 5 5 5 5 4 4 4 4 5 5 4 5 4 5 4 5 4 5 4 5 4 5 4 4 4 |
| 18 | 4 4 4 5 5 5 5 4 4 4 5 5 4 5 4 3 3 3 5 4 3 4 3 5 3 4 3 5 3 4 5 3 4 5 3 4 3 4 5 |
| 19 | 3 3 4 5 3 4 4 5 3 4 5 4 3 4 5 3 4 5 3 4 5 3 4 5 3 4 5 5 4 4 5 4 3 4 5 3 4 5 5 4 |
| 20 | 5 5 4 4 5 4 4 3 3 4 4 4 3 4 5 4 4 5 4 5 4 3 3 4 5 5 4 4 5 4 4 4 5 3 4 5 4 4 4 5 3 |
| 21 | 3 4 3 4 5 4 6 5 4 5 6 4 5 4 5 4 5 4 5 6 3 3 3 4 3 4 5 3 4 5 3 4 5 3 5 4 5 3 4 5 |
| 22 | 5 5 5 5 5 4 4 3 3 3 4 4 4 3 4 5 4 4 5 3 4 5 3 4 5 4 5 3 3 5 4 5 3 4 5 3 4 5 4 3 |
| 23 | 4 5 3 4 5 4 5 4 5 4 5 5 5 5 5 4 4 3 3 3 4 5 4 5 3 4 5 3 4 5 3 4 5 4 5 4 5 4 3 4 5 3 4 |
| 24 | 5 4 3 4 5 4 5 4 5 4 3 4 3 4 3 4 3 4 3 4 5 6 4 5 6 4 4 3 5 6 5 6 5 4 5 4 3 4 5 4 5 6 |
| 25 | 3 4 5 4 5 4 5 4 3 3 3 3 4 5 4 3 4 5 5 4 5 4 3 4 5 4 3 4 5 6 4 3 4 5 3 3 4 5 6 4 |
| 26 | 4 4 3 4 5 6 4 5 3 4 5 6 4 4 3 4 5 6 4 4 5 3 5 6 4 5 3 4 5 3 4 3 4 5 6 4 5 4 3 4 |
| 27 | 5 6 4 3 4 5 6 4 3 4 5 6 4 5 3 3 5 3 5 3 5 4 5 4 5 3 4 5 4 3 4 5 4 6 4 3 4 5 3 4 |
| 28 | 5 5 5 5 3 4 5 5 4 4 4 3 4 4 5 4 3 4 5 3 4 3 4 3 4 4 5 4 5 5 4 5 4 3 4 5 4 5 5 |
| 29 | 5 5 5 4 4 3 4 5 3 6 5 4 3 4 5 3 4 5 6 4 3 4 5 4 6 4 5 4 5 4 4 5 6 7 3 4 5 4 5 4 |
| 30 | 4 4 4 5 5 4 4 3 3 4 5 5 4 3 4 5 4 3 4 3 3 4 5 3 2 3 4 2 4 3 5 4 4 5 4 3 4 5 5 |
| 31 | 3 4 5 4 3 4 5 4 3 4 5 6 4 5 3 4 5 6 4 5 3 4 5 6 4 4 5 6 4 5 6 4 5 6 4 5 6 4 5 6 |
| 32 | 3 4 5 6 4 5 6 4 5 4 6 5 6 3 4 5 4 5 6 3 4 5 6 5 4 6 3 4 5 6 4 5 4 5 6 3 4 5 3 5 |
| 33 | 3 4 5 6 4 5 3 4 5 6 4 5 3 4 5 6 4 3 4 3 5 3 4 5 6 4 5 3 4 5 6 3 4 5 6 4 5 3 4 5 |
| 34 | 6 4 3 4 5 6 4 3 4 5 6 5 4 5 4 3 4 5 6 4 5 6 3 4 5 6 4 3 4 6 4 5 4 3 4 5 6 4 5 3 |
| 35 | 6 4 5 3 6 4 5 4 6 5 4 6 4 5 3 5 4 6 2 4 5 4 4 4 6 5 4 3 6 5 4 6 6 3 5 3 5 4 5 6 |
| 36 | 4 5 5 5 4 3 4 3 4 5 4 5 6 5 6 3 4 5 6 4 6 4 5 6 3 5 4 5 4 5 6 5 6 5 6 3 4 5 |
| 37 | 6 5 4 5 4 4 5 4 5 3 4 4 3 6 6 6 6 6 4 4 4 3 4 5 4 4 3 4 3 3 5 5 5 5 3 4 3 5 4 5 |
| 38 | 4 3 4 5 4 5 4 5 6 6 5 6 5 6 5 6 4 5 6 4 5 6 5 4 5 6 5 4 5 6 4 5 6 5 5 4 4 5 6 5 |
| 39 | 4 5 6 5 4 5 6 4 3 4 5 6 4 5 4 5 4 4 4 5 5 4 5 4 5 6 5 4 3 4 5 6 5 4 5 6 3 4 5 6 4 |
| 40 | 5 5 4 5 6 5 4 3 4 5 6 4 5 3 4 5 6 4 3 4 5 4 5 4 5 5 5 5 6 6 5 4 3 4 5 6 5 6 4 5 |

 **Zu guter Letzt ein paar wichtige Tipps**

*Wie oft soll ich «sorgfältiges und konzentriertes Arbeiten» üben?*

Dieser Test lässt sich sehr einfach üben. Es lohnt sich, wenn du frühzeitig damit beginnst und mehrmals in der Woche übst. Sinnvollerweise machst du das nach einem anstrengenden Tag, wenn du schon etwas müde bist – denn auch beim EMS wirst du diesen Test ganz am Schluss, wenn du schon müde bist, machen müssen.

*Vertrau auf dich*

Du hast geübt, du kannst die Symbole sauber kennzeichnen un du hast dir die Zeichenfolge eingeprägt für das richtige markieren, also vertrau darauf, dss du es richtig machst. Geh vorwärts beim Markieren und blick nicht zurück, was du evt verpasst hast.

*Du schaffst nicht alles*

Es sind 40 Zeilen, die du in 8 Minuten lösen sollst – theoretisch. Es ist nicht möglich, dass du alles schaffst. Lass dich also nicht aus der Ruhe bringen.

## 10. Schlusswort

Wir hoffen, wir konnten dich mit unseren Tipps zu den Tests und unseren Aufgaben bei deiner Vorbereitung auf den EMS unterstützen. Vielleicht hattest du ja sogar Spass an den Aufgaben zu den einzelnen Tests.

Falls du Anregungen für unser Buch hast, oder dir eventuell sogar Fehler aufgefallen sind, dann melde dich über das Kontaktformular auf unserer Website bei uns. Wir freuen uns immer über wertvolles Feedback.

Willst du dich noch besser auf den EMS vorbereiten? Dann absolviere bei uns einen EMS-Vorbereitungskurs. Wir bieten einen 5-Tages-Kurs, einen 2-Tages-Intensivkurs, eine individuelle Vorbereitung sowie professionelles Lerncoaching an. Alle Informationen dazu findest du ebenfalls auf unserer Website.

Wir drücken dir die Daumen.

Dein FACTUM Academy Team

 **Ein letzter Tipp**

*Verlier den Kopf nicht*

Du kannst eine Frage einfach nicht beantworten? Mach dich nicht verrückt. Überspringe die Frage und geh zur nächsten. Markiere aber die übersprungene Frage, damit du, falls du noch genug Zeit hast am Ende, wieder zurückkehren und die Frage nochmals bearbeiten kannst. Und: Der Test ist nicht darauf ausgelegt, dass du alles beantworten kannst. Versuch dich also darauf zu konzentrieren, Aufgaben präzise zu lösen, anstatt bei allen eine Antwort anzukreuzen.